Nahlah Saimeh
Jeder kann zum Mörder werden

PIPER

Zum Buch

Mord, Vergewaltigung, Kindstötung – als forensisch-psychiatrische Gutachterin hat Nahlah Saimeh es tagtäglich
mit ebensolchen Thematiken zu tun. Doch wie ist aus
dem netten Nachbarn ein Gewalttäter geworden und was
macht eine junge Frau zur Kindsmörderin? Dieser Frage
geht die Autorin anhand verschiedener Fälle nach und
ermöglicht dabei einen tiefen Einblick in die Abgründe
der menschlichen Seele. Wahre Geschichten, die span-
nender sind als jeder Krimi.

Dr. med. Nahlah Saimeh, geboren 1966 in Münster/West-
falen, studierte Humanmedizin und absolvierte anschließend eine Facharztausbildung zur Ärztin für Psychiatrie
und Psychotherapie. Sie ist spezialisiert auf Forensische
Psychiatrie und seit 12 Jahren in leitender Funktion auf
diesem Gebiet tätig. Gegenwärtig ist sie ärztliche Direk-
torin einer hoch gesicherten forensisch-psychiatrischen
Klinik. Als Gutachterin ist sie mit Fragen der Schuldfähig-
keitsbeurteilung und Gefährlichkeitsprognose befasst, ihr
Schwerpunkt liegt dabei auf der Begutachtung von Ge-
walt- und Sexualstraftätern.

Nahlah Saimeh

JEDER KANN ZUM MÖRDER WERDEN

Wahre Fälle einer forensischen Psychiaterin

PIPER
München Berlin Zürich

Mehr über unsere Autoren und Bücher:
www.piper.de

Die in diesem Buch beschriebenen Fälle beruhen auf wahren Begebenheiten und haben sich, was die innere Biographie der Täter und die psychiatrische Beurteilung betrifft, so zugetragen, wie geschildert. Aus Gründen der Anonymisierung sind Namen und Orte im Buch verändert und einzelne Begebenheiten verfremdet.

MIX
Papier aus verantwor-
tungsvollen Quellen
FSC® C083411

Originalausgabe
1. Auflage Dezember 2012
7. Auflage November 2015
© Piper Verlag GmbH, München/Berlin 2012
Umschlaggestaltung: semper smile, München
Umschlagabbildung: Arne Schultz
Satz: Kösel Media GmbH, Krugzell
Gesetzt aus der Rotation
Druck und Bindung: CPI Books GmbH, Leck
Printed in Germany   ISBN 978-3-492-30073-5

Vorwort

Bücher und Artikel über »das Böse« haben Konjunktur. Sie nehmen uns mit bei der kriminalpolizeilichen Ermittlungsarbeit, geben Einblicke in die Tätigkeit von Rechtsmedizinern und erklären neue wissenschaftliche Fahndungsmethoden. Zumeist berichten sie über Gewalttaten, die in all ihrer Brutalität und Grausamkeit unfassbar erscheinen und doch gerade durch diese Unfassbarkeit eine gewisse Faszination auf uns Menschen ausüben. Wir erleben mit, wie das Verbrechen quasi über Nacht in das Leben des normalen Bürgers einbricht. Regelmäßig werden Begriffe wie »Bestie« und »Monster« in der allgemeinen Berichterstattung verwendet, um den dingfest gemachten Täter der neugierigen Öffentlichkeit zu präsentieren. Dabei wird mit ebenso zuverlässig auftretender Verblüffung gern das unauffällig-durchschnittliche Äußere des Täters kommentiert – gerade so, als gäbe es in der Regel eine Verbindung zwischen äußerem Erscheinungsbild und Charakter.

Wie ich in meinen Untersuchungsgesprächen mit den Tätern immer wieder feststelle, handelt es sich tatsächlich häufig um unauffällige Menschen, nicht selten etwas schüchtern, ein wenig unbeholfen, befangen. Kurzum, es sind Menschen wie »du und ich«, die bis zur Tat mehr oder weniger erfolgreich bemüht waren, ihr Leben in den Griff zu bekommen. Somit ist es völlig natürlich, dass die unmittelbare Nachbarschaft nach einer spektakulären Festnahme stets einhellig feststellt: »Das hätten wir von *dem* nie gedacht. Der war doch immer so unauffällig, höflich, hilfsbereit.«

Wie aber kann ein solches Verbrechen geschehen? Wie kann aus dem netten Nachbarn plötzlich ein Gewalttäter werden? Wie kann eine junge Frau, die uns vielleicht gerade noch Brötchen verkauft oder eine Flugreise vermittelt hat, zur Kindsmörderin werden? Was ist es, das diese Menschen zu Gewalt und Grausamkeit treibt? Was muss im Leben vorgefallen sein, dass ein Mensch gegen alle Regeln des sozialen Miteinanders und alle humanen Werte handelt?

Als forensisch-psychiatrische Gutachterin habe ich es tagtäglich mit ebendiesen Thematiken zu tun. Oft werde ich gefragt, was mich eigentlich dazu bewogen hat, diesen Beruf zu ergreifen. Ursprünglich wollte ich Chirurgin werden, ein Kindheitswunsch, der an der Realität meiner manuellen Ungeschicklichkeit völlig vorbeiging. Während einer Vorlesung der Psychiatrie aber fing ich Feuer, und binnen Kurzem wurde die Psychiatrie für mich das spezifischste der humanmedizinischen Fächer. Die Psyche macht uns zu Menschen, sie verweist auf unser Mensch-Sein. Von daher pflegt die Psychiatrie einen intensiven Austausch mit anderen Fachdisziplinen, die sich mit den Humanwissenschaften befassen, wie der Biologie, der Psychologie, den Sozialwissenschaften, um nur einige zu nennen. Die Forensische Psychiatrie liegt in der Schnittmenge zwischen Psychiatrie, Psychologie,

Neurowissenschaften, Biologie, Sozialwissenschaften, Kriminologie, Polizeiwissenschaft und Strafrecht. Der Begriff leitet sich vom lateinischen *forum* (Platz, Theater, Gericht) ab, und entsprechend hat der forensische Psychiater die Aufgabe, sein psychiatrisches Wissen diversen Gerichten und Behörden zur Beantwortung spezifischer Fragestellungen zur Verfügung zu stellen.

Im engeren Sinne wird heute unter Forensischer Psychiatrie maßgeblich die Begutachtung und Behandlung von Straftätern verstanden, auch wenn streng genommen ebenso psychiatrische Fragen im Sozial- und Zivilrecht dazugehören. Als forensischer Psychiater im engeren Sinne behandelt man psychisch kranke Menschen, so wie jeder andere Psychiater auch. Aber es gibt einen Unterschied: Der forensische Psychiater behandelt in speziellen Fachabteilungen oder Kliniken ausschließlich psychisch kranke Straftäter oder, um noch genauer zu sein, jene psychisch Kranken, die *infolge* ihrer Erkrankung erst zu Straftätern geworden und daher vermindert schuldfähig oder schuldunfähig sind. Er hat den Auftrag, »Gefährlichkeit« zu behandeln, also die beim Straftäter vorliegende psychische Krankheit oder psychische Störung so zu behandeln, dass der Betroffene zukünftig nicht mehr straffällig wird. In der Regel gelingt dies – entgegen der allgemeinen Berichterstattung – sehr gut. Ich vergleiche die Forensische Psychiatrie gerne mit einer Art der »sozialen Hebamme«, die Menschen zu ihren ersten geglückten Schritten ins Leben verhilft. Mit dem Behandlungsauftrag dient der forensische Psychiater also einerseits dem Straftäter-Patienten, der ihm durch die Justiz im Rahmen eines Strafverfahrens zugewiesen wird, aber er dient auch der Sicherheit der Gesellschaft und der Vorbeugung von Straftaten.

Außerdem ist die Forensische Psychiatrie unverzichtbarer Bestandteil eines differenzierten Strafrechtssystems, welches trennt zwischen kranken, schuldunfähigen und gesunden, schuldfähigen Tätern. Diese Differenzierung des Strafrechts findet sich bereits bei Aristoteles. Schon er stellte die Überlegung an, dass psychisch kranke Täter, die aufgrund von Wahn oder Verwirrung gehandelt hatten, nicht bestraft werden sollten.

Doch wo befindet sich diese Schnittstelle zwischen Schuldfähigkeit und Schuldunfähigkeit? Was ist schon pathologisch, was noch gesund?

In diesem Buch möchte ich Ihnen in meiner Rolle als forensische Psychiaterin an ausgewählten Fällen im Bereich der Tötungs- und Sexualdelikte Antworten darauf geben, wie aus Menschen Mörder und Vergewaltiger werden. Meine Beispiele sind solche, die Polizei, Staatsanwaltschaft, Richter, Strafverteidiger und Gutachter täglich beschäftigen und die in öffentlicher Sitzung vor Gericht verhandelt wurden. Ich erzähle Ihnen von Menschen, die uns eigentlich sympathisch sein oder die unser Mitleid erregen könnten und die doch schwere Straftaten begangen und Leben auf die ein oder andere Weise beschädigt oder gar zerstört haben. Dabei ist es mir ein Anliegen, Ihnen die Täterinnen und Täter mit der gebotenen Sachlichkeit, Fairness und Anschaulichkeit zu schildern. Ich bin nicht parteiisch. Ich begegne meinen Probanden respektvoll und aufmerksam, weil ich denke, diese Grundhaltung sollte jedem menschlichen Kontakt innewohnen. Andererseits ist es weder meine Aufgabe, mich über den Tisch ziehen zu lassen, noch, Gewaltdelikte zu verharmlosen oder zu beschönigen. Auch bin ich nicht der Ansicht, dass jeder mit Psychotherapie »geheilt« werden kann, auch wenn die Forensische Psychiatrie für die meisten der ihr anvertrauten Patienten sicher eine sehr gute Chance bieten kann. Sie werden sehen: Längst nicht alle Fälle, von denen ich Ihnen erzähle, spielen in erkennbar desolaten Verhältnissen. Aber Sie werden auch merken, dass es fast immer die emotionale Qualität der mitmenschlichen Beziehungen ist, die für die Entwicklung der Persönlichkeit mitsamt ihrer späteren Delinquenz eine Rolle spielt. Alle Taten sind also im Grunde *zutiefst menschlich* und gerade eben nicht Verhaltensweisen von »Monstern« und »Bestien«. Genau das macht sie in Wahrheit so bedrückend.

Meine langjährige Erfahrung zeigt mir, dass es meist ganz profane Gründe sind, die aus Menschen Mörder machen: Selbsthass, Eifersucht, Einsamkeit oder Angst – Gefühle, die uns allen, wenn auch in ihrer nicht gewalttätigen Form, mehr oder weniger bekannt sind.

Wenn wir begreifen, dass die meisten Straftäter keine andere Kategorie von Menschen sind, sondern sie und wir uns letztlich nur in recht wenigen Teilbereichen voneinander unterscheiden, können wir unseren Blick auf den Menschen insgesamt vervollständigen und Konsequenzen für unsere Gesellschafts-, Sozial- und Kriminalpolitik ziehen. Zugleich verstehen wir, wie alltäglich das Böse ist, dass es keine menschliche Gesellschaft ohne Böses geben wird und warum sich eine Gesellschaft gerade deswegen ihre Menschlichkeit bewahren muss.

Dr. Nahlah Saimeh

Schwarze Phantasien

Der Rentner Willi Herborn wurde jeden Morgen von den Vögeln geweckt, und so war es auch diesen Sonntag im Mai. Er trat auf den Balkon des Wohn-Schlaf-Zimmers seiner kleinen Wohnung und blickte auf das frühlingshafte Grün einer Kleingartenanlage. Es war noch dämmrig, und er wollte sich eben wieder in seine Wohnung zurückziehen, als er ein Feuer auf der Straße direkt in der Nähe der Gartenanlage bemerkte. Als ob jemand Pappe oder Papier mitten auf der Straße angezündet hätte, wunderte er sich und schüttelte den Kopf darüber, dass es offenbar Leute gab, die ihren Müll auf diese Weise und noch dazu in der Nähe eines Grüngürtels entsorgten. Aus Sorge darüber, dass das Feuer auf die Gärten übergreifen könnte, lief er zum Telefon und rief Feuerwehr und Polizei. Dann zog er sich rasch an und lief neugierig auf die Straße, um sich selbst ein Bild von der Lage zu machen. In gemessenem Abstand zum Feuer blieb er stehen und spürte die Hitze, die von den Flammen ausging … Was wurde da eigentlich verbrannt? Undeutlich erkannte er etwas Längliches, das auf dem Boden lag und unregelmäßig aus den züngelnden Flammen emporragte. Sein Puls beschleunigte sich, dann begriff er, was er da sah. Es waren die Umrisse eines menschlichen Körpers.

»Mein Gott!«, stieß er unwillkürlich hervor und hoffte umso mehr, dass die Polizei endlich kommen würde.

Kurz darauf trafen Feuerwehr und Polizei ein. Nachdem die Flammen gelöscht waren, konnte man es deutlich sehen: Es handelte sich um eine auf dem Rücken liegende Frauenleiche, die Arme und Beine leicht angewinkelt, das Gesicht bis zur Unkenntlichkeit verbrannt. Ob die Frau bekleidet gewesen war, konnte wegen der starken Verbrennungen am Tatort nicht sicher festgestellt werden. Um die Tote waren gut erkennbar zwei Drahtfesseln auf Höhe des Halses und der Knie geschlungen. Der Draht war mehrere Millimeter dick, und die Schlingen schlotterten so weit um die Leiche, dass sie offenbar weder zur Drosselung noch zur Fesselung angelegt worden waren.

Der Leichenfundort wurde abgesperrt, der Zeuge Herborn zu seinen Beobachtungen befragt, aber alles, was er gesehen hatte, war das Feuer selbst.

In dem beschaulichen Wohngebiet hatten mittlerweile mehrere Anwohner den Einsatz bemerkt und waren als Schaulustige hinzugekommen. Rund eine Stunde später lief ein nicht unsportlich wirkender, leicht untersetzter Mittvierziger aus der Kleingartenanlage auf die Beamten zu, die noch immer am Brandort standen. Er stellte sich als Georg Tamm vor und erklärte, dass er seine Frau vermisse:

»Sie wollte gestern Abend noch mal kurz zu unserer Wohnung laufen und wärmere Kleidung holen, ist dann aber nicht mehr zurückgekommen. Wir haben am Samstag hier im Garten gearbeitet und in der Laube zu Abend gegessen. Ich habe auf sie gewartet, bin dann aber müde geworden und irgendwann eingeschlafen …«

Inzwischen war wegen der Hinweise auf ein Gewaltverbrechen auch die Kriminalpolizei gerufen worden. Die ermittelnden Beamten fragten Tamm, ob er ein Bild seiner Frau dabeihabe.

Tamm kramte aus seinem Portemonnaie ein leicht abgewetztes Passfoto hervor, das eine Frau im Alter von ungefähr 35 Jahren mit freundlichem Lächeln, halblangen gelockten blonden Haaren und blauen Augen zeigte.

»Können Sie uns Ihre Parzelle zeigen?«, fragte einer der Beamten.

»Ja, natürlich« entgegnete Tamm und lief ein paar Schritte voraus durch die Kleingartenanlage. Von einem geraden Mittelweg aus bogen sie an der vierten Einwegung links ab und kamen zu einer kleinen Parzelle mit Zierbeeten, Gemüsegärtchen, Himbeersträuchern und zwei Apfelbäumen. Tamm schloss das Gartenhäuschen auf, und die Beamten sahen ein kleines Zimmer mit Klappsofa, das sich zum Doppelbett umbauen ließ, einem Couchtisch, einem Ohrensessel, zwei Stehlampen, einer Kommode zum Verstauen der Wäsche, einem kleinen Perserteppich auf dem Boden und einer Küchenecke. Auf der Kommode stand ein Doppelfotorahmen mit einem Hochzeitsfoto von Georg Tamm und seiner Frau sowie einem Foto, auf dem Tamm den Arm um seine Frau gelegt hatte und beide den Fotografen glücklich anlächelten. Auf der Hinterseite des Häuschens gab es eine Tür für einen kleinen Abstellraum, in dem die ganzen Gartengeräte standen.

Nachdem sie das Gartenhaus inspiziert hatten, baten die Kriminalbeamten Tamm, mit auf die Wache zu kommen, da sie noch Fragen zum Verschwinden seiner Frau hatten.

Auf der Wache machte Georg Tamm einen ruhigen und gefassten Eindruck auf die Vernehmungsbeamten, obwohl er stellenweise mit den Tränen zu kämpfen hatte. »Meine Frau und ich wollten den Garten auf Vordermann bringen. Wir hatten vor, zwei Nächte zu bleiben. Am Samstag hatte meine Frau sich noch mit einer Freundin zum Squash verabredet. Danach kam sie zum Essen in den Garten und wollte abends nur noch mal kurz in die Wohnung.« Seine Unterlippe fing an zu zittern, er schien um Fassung zu ringen. »Ich habe mich auf das Sofa gelegt und bin dann eingeschlafen.« Gegen 5 Uhr sei er wach geworden und habe bemerkt, dass seine Frau nicht da war.

Den Beamten kam es seltsam vor, dass er offenbar nicht hinter seiner Frau her telefoniert hatte.

»Sie hat das Handy in der Laube gelassen, sie wollte ja bald zurück sein«, erklärte er.

»Haben Sie denn versucht, sie in der Wohnung telefonisch zu erreichen, als sie nicht zurückkam?«, fragte der Kommissar.

»Nein, ich hab es ja gar nicht gemerkt, weil ich eingeschlafen bin.«

Tamm machte trotz der Tränen, die ihm in die Augen stiegen, weiterhin einen beherrschten, sachlichen, seltsam distanzierten Eindruck, der so gar nicht zu dem Umstand zu passen schien, dass ein Ehemann seine Frau vermisst, wo doch beide miteinander ein paar erholsame Tage im Grünen geplant hatten.

Während die Kriminalbeamten Georg Tamm zuhörten, blickten sie auf seine Hände, die er auf den Tisch gelegt hatte. Ihnen fielen deutliche Hautrötungen auf, wie sie durch kurze Hitzeeinwirkung entstehen. Sie hörten sich an, was Georg Tamm weiter zu berichten hatte, und unterbrachen dann die Befragung, um sich zu besprechen.

Beide Beamte hatten Verdacht geschöpft, da ihnen die Geschichte seltsam konstruiert erschien und sie irritierend fanden, dass Tamm gerade dann die Polizei zur Aufgabe einer Vermisstenmeldung heranzog, als diese in größerem Aufgebot frühmorgens in der Straße erschienen war. Außerdem wiesen Tamms Hände Spuren von Verbrennungen auf. Sie beschlossen, ihn kurzerhand damit zu konfrontieren.

»Herr Tamm, Sie stehen im Verdacht, Ihre Frau getötet und angezündet zu haben«, begann der eine Beamte und klärte Tamm auf, dass er jetzt zunächst Gelegenheit erhalte, mit einem Anwalt zu sprechen.

Georg Tamms Schultern sackten nach vorne, er winkte ab. Dann begann er stockend zu erzählen. »Was soll's. Es ist jetzt eh alles egal!« Tamm brach wieder in Tränen aus, fasste sich aber bald darauf. »Ich erzähle Ihnen, wie es war. Ich bin vierundvierzig, meine Frau ein Jahr jünger. Wir sind seit neunzehn Jahren verheiratet. Eigentlich war alles in Ordnung. Aber vor fünf Jahren bekam meine Frau multiple Sklerose. Das war für uns ein Schock. Sie hatte Kribbelgefühle in den Armen und Beinen und auch vorübergehend keine Kraft in den Armen und Beinen, aber das wurde im Lauf der Behandlung deutlich besser. Sie hatte auch erst Sehstörungen, die gingen aber weg. Das Kribbeln in den Händen blieb jedoch. Manchmal fielen ihr die Sachen einfach so aus der Hand. Ihre ältere Schwester hat auch MS, nur dass die im Rollstuhl sitzt. Als mein Schwager mal ins Krankenhaus musste, haben wir sie gepflegt. Das war für mich damals eine große Belastung.« Er holte tief Luft, dann erzählte er weiter. »Ich habe mir in den letzten Monaten immer wieder

Gedanken gemacht, wie es wäre, wenn meine Frau im Alter schwer krank würde und nicht mehr so gut auf die Medikamente ansprechen würde. Wie es wäre, wenn ich sie pflegen müsste. Mir wurde klar, dass ich das nicht können und auch nicht wollen würde. Erst habe ich daran gedacht, mich von ihr scheiden zu lassen, aber irgendwie kam ich mir dabei so schäbig vor. Ich wurde selbst immer bedrückter, konnte schon seit Januar nicht mehr richtig schlafen, konnte mich auf nichts konzentrieren, ich fand mich richtig depressiv.« Georg Tamm zögerte beim Sprechen, stockte, machte Pausen, so als ob es ihm unangenehm sei, laut auszusprechen, dass er sich nicht in der Lage sähe, die Frau, die er geheiratet hatte, in einer Krankheit zu begleiten. Sein Mund verzog sich dabei zu einem ganz diskreten Ausdruck des Widerwillens.

Der Grund für die Staatsanwaltschaft, Herrn Tamm psychiatrisch zur Frage der Schuldfähigkeit untersuchen zu lassen, war, dass dieser in seiner Vernehmung von depressivem Grübeln und Suizidideen berichtet hatte.

Depressive Menschen begehen besonders selten Straftaten und stellen auch als Patienten einer forensisch-psychiatrischen Klinik nur eine sehr kleine Gruppe dar. Wenn Menschen im Rahmen schwerer Depressionen Straftaten begehen, dann sind es nicht selten Tötungsdelikte im Zusammenhang mit einer krankheitsbedingt empfundenen Ausweglosigkeit im Leben. Menschen mit einer schweren Depression leiden unter erdrückenden Schuldgefühlen oder befürchten für sich selbst und ihre Angehörigen eine fürchterliche Zukunft, vor der sie ihre Liebsten und sich selbst durch Tod bewahren wollen. Sie versuchen dann vor allem, ihre Kinder mit in den Tod zu nehmen, und diese sogenannten erweiterten Suizide scheitern gelegentlich tragisch. Dem psychisch schwer kranken Täter ist es dann gewissermaßen unter Aufbietung sämtlicher psychischer Energien noch gelungen, seine Kinder zu töten, aber die Selbsttötung misslingt, nicht zuletzt, weil ihm die letzte Kraft zu der Tat fehlt.

Lag hier die erste Stufe eines von Georg Tamm geplanten erweiterten Suizids vor? Zur Definition des erweiterten Suizids gehört, dass die anderen getöteten Personen nicht in die Tat eingewilligt haben. Sollte es bei Georg Tamm so gewesen sein? Sollte er sein Leben und die darin enthaltenen Anstrengungen in depressiver Weise als so unbewältigbar erlebt haben, dass er für sich und seine Frau gewissermaßen vorsorglich den gemeinsamen Tod plante? Wollte er womöglich seine kranke Frau nicht zurücklassen?

Der Staatsanwalt aus Köln rief mich an, berichtete mir, worum es ging, und fragte mich, ob ich Georg Tamm untersuchen könnte. So erhielt ich die Ermittlungsakte mit dem sehr umfassenden Geständnis, das Georg Tamm der Polizei ganz ohne anwaltliches Vorgespräch gegeben hatte. Ich sah die Bilder von dem aufgeräumten, adretten Parzellenhäuschen, dem liebevoll angelegten Kleingarten mit blühenden Rhododendronbüschen, Rosenstöcken und den Apfelbäumchen. Ich sah Fotos von dem Ort, an dem die Frauenleiche verbrannt worden war. Die verkohlte Leiche lag in der sogenannten Fechterstellung auf dem Rücken, die Arme und Beine nach oben angewinkelt. Sie entsteht beim Verbrennen einer Leiche infolge der Schrumpfung der Muskulatur auf den Beugeseiten der Arme und Beine, sodass diese in den Knie- und Ellbogengelenken angewinkelt sind. Dann sah ich die Fotos von der beschaulichen Wohnsiedlung und schließlich die Großaufnahme von den Drahtschlingen um Hals und

Kniegelenke. »Praktische Tragegriffe wie bei einem großen Postpaket«, dachte ich. Welch eine seltsame Idee, seine Frau am Rande einer Kleingartensiedlung zu verbrennen. Entweder war es ein Fanal, die symbolische Geste einer Abstrafung und öffentlichen Entwürdigung der Frau, durch die sich der Täter persönlich tief gekränkt gefühlt hat, vielleicht aus Eifersucht. Oder es war Ausdruck des bisher nicht ausreichend bedachten Problems, eine Leiche entsorgen bzw. verstecken zu wollen. Ich dachte kurz an öffentliche Verbrennungen von Menschen, die mir bekannt waren, und erinnerte mich an einen schizophrenen Kurden, der sich zu der Zeit, als in Deutschland mehr über öffentliche Selbstverbrennungen von Kurden aus politischen Gründen berichtet wurde, selbst mit Benzin übergossen und angezündet hatte. Öffentliche Selbstverbrennungen sind solche grausigen Fanale. Öffentliche Verbrennungen von anderen Personen, sei es tot oder lebendig, sind im Regelfall barbarische Abstrafungen, dann auch weit eher im Zusammenhang mit politischen Motiven bzw. bei bürgerkriegsähnlichen Zuständen, ganz abgesehen von den in die Kultur eingebundenen rituellen Verbrennungen in asiatischen Ländern. Aber eine öffentliche Leichenverbrennung hier in Köln unweit blühender Gärten?

In der Akte sah ich den Kassenbeleg eines Supermarktes von 12.37 Uhr am Samstag. Dem Beleg zufolge hatte Georg Tamm Gemüse, zwei Dosen geschälte Tomaten, Instantbrühe und Toastbrot gekauft – offenbar für das geplante Abendessen, das der Tötung vorausging. Der Kassenbeleg war laut Polizeivermerk im Auto von Tamm gefunden worden, das einige Meter von dem Eingangstor zur Gartenanlage entfernt geparkt war.

Der Obduktionsbericht beschrieb, dass die Frau bereits

vor dem Anzünden tot gewesen war. Die punktförmigen Blutungen, Petechien genannt, an den Bindehäuten und der Mundschleimhaut waren klare Anzeichen für einen Erstickungstod. Auch die Lunge wies die dafür typischen punktförmigen Einblutungen auf. Darüber hinausgehende Gewalt war nicht ausgeübt worden.

Als Nächstes las ich das sehr ausführliche Protokoll der Beschuldigtenvernehmung, in der Georg Tamm präzise Angaben zum Tatgeschehen und zur Tatplanung machte.

»Ich habe mir schon seit Monaten Sorgen gemacht wegen ihrer möglichen Pflegebedürftigkeit im Alter«, hatte er den vernehmenden Beamten gegenüber erklärt. »Mir ist klar geworden, wie sehr ich mich ekeln würde, wenn sie gelähmt wäre und am Ende ihre Ausscheidungen nicht mehr kontrollieren könnte. Wie gesagt, ich hatte mit meiner Schwägerin schon die Erfahrung gemacht, dass das nichts für mich ist. Da habe ich auch mitbekommen, wie die MS die Persönlichkeit verändern kann. Das hat mich fertig gemacht. Ich habe dann so schwarze Phantasien gehabt. Erst wollte ich mich selbst töten, weil ich das Gefühl hatte, dem Leben mit meiner Frau nicht gewachsen zu sein. Ich war der Beziehung irgendwie überdrüssig, aber ich fühlte mich auch schuldig.« Georg Tamm, so die Akte, hatte von einem Beamten zum anderen geblickt, wie um sich zu versichern, dass man ihn verstand. »Da dachte ich an Selbstmord, weil ich keinen Ausweg sah und meine Frau eben doch nicht allein lassen wollte, also ich meine, durch Trennung.« Einen konkreten Streit hatte es nicht gegeben. Georg Tamm schilderte weiter, wie er sich bei verschiedenen Ärzten Beruhigungsmittel besorgt und die Tabletten wochenlang im Bodenfach des Kofferraums seines Wagens versteckt hatte. »Dann wendeten sich die schwarzen Phantasien allmählich eher in die Richtung, dass ich sie statt mich töten könnte und ich ihr aber zum Abschied noch eine schöne gemeinsame Zeit machen wollte. Ich wollte sie ja nicht quälen, ihr nicht unnötig Böses antun.« So sei ihm die Idee gekommen, sich noch einen Tag extra frei zu nehmen, mit seiner Frau im Mai ein verlängertes Wochenende in der Gartenlaube zu verbringen und sie dort zu töten. »Gestern bin ich zum Supermarkt gefahren, um das Essen für das Wochenende einzukaufen. Als meine Frau weg war, habe ich die Suppe vorgekocht und auch die anderen Sachen für unsere Übernachtung eingepackt. Ich habe Brote geschmiert und die Schlaftabletten, es sind wohl so dreißig Stück gewesen, in der Suppe aufgelöst. Ich dachte, vielleicht reichen schon die Tabletten, und ich muss gar nichts mehr machen. Auf jeden Fall sollte sie nicht leiden. Sie war am Samstag mit ihrer Freundin Renate noch beim Sport. Ihre Freundin brachte sie danach in unsere Laube, und seitdem waren wir zusammen. Wir haben Kaffee getrunken und danach für ein paar Stunden im Garten gearbeitet. Dann kam noch der Nachbar von gegenüber zu uns, und mit dem haben wir hier draußen gesessen und uns unterhalten. Das war alles ganz nett. Abends haben wir noch Scrabble gespielt und dann Abendbrot gegessen. Ich habe gesagt, dass ich nicht so viel Hunger habe, und habe mir nur eins von den Schinkenbroten genommen. Meine Frau mag aber die Gemüsesuppe sehr, und die hat sie auch gegessen. Sie ist nicht mehr weggegangen, denn nachdem sie die Suppe gegessen hatte, wurde sie ziemlich schnell sehr benommen.«

Georg Tamm schilderte den Beamten laut Bericht, wie er seine Frau genau beobachtete. Er sah, wie langsam die Müdigkeit in ihr hochstieg, sie sich in den Ohrensessel zurücklehnte und ihr die Augen zufielen. Er sprach sie an, ob ihr nicht gut sei. »Ich werde plötzlich so müde!«, waren laut Georg Tamm ihre letzten Worte.

Er schlug ihr vor, sie zu Bett zu bringen, klappte das Sofa um, legte rasch eine Bettdecke auf die Fläche und hievte seine mittlerweile schon stark benommene Frau auf das Bett. Dann wartete er, bis sie weggedämmert war. Seiner Aussage nach lief bis dahin alles nach Plan. Dennoch war er hin- und hergerissen und fragte sich, ob er die Sache wirklich durchziehen solle oder nicht. »Aber was hätte ich meiner Frau sagen sollen, wenn die irgendwann aus dieser unnatürlichen Müdigkeit wieder erwacht wäre?« Als er ihr tiefes Schnarchen hörte, war er sich sicher: So eine Gelegenheit würde nicht noch einmal kommen. Also holte er die zweite Bettdecke aus dem Bettkasten, legte sie zur Hälfte über den Kopf und Hals seiner Frau, sodass er ihr Gesicht nicht sehen musste, setzte sich rittlings auf sie und drückte am Hals fest zu. »Die Arme meiner Frau bewegten sich ganz leicht nach oben, aber Gegenwehr konnte man das nicht nennen. Ich würgte sie so lange, bis die Atmung aussetzte. Dabei beobachtete ich genau, wie lange sich ihr Brustkorb noch hob und senkte. Ich wollte ja nicht zu früh aufhören. Irgendwann war ich mir sicher, dass sie tot ist. Ich legte das Ohr auf ihre Brust, aber ein Herzschlag war nicht mehr zu hören. Ich blickte noch auf meine Uhr, es war 22.30 Uhr. Dann merkte ich, wie müde ich selbst wurde. Ich war völlig fertig. Ich ließ mich neben meiner Frau erst mal auf das Bett fallen. Irgendwann bin ich dann sogar richtig eingeschlafen, obwohl ich das gar nicht vorhatte. Als ich wach wurde, war es zwanzig vor vier. Es war die Hölle. Schon da hatte ich das Gefühl, dass ich einen schrecklichen Fehler begangen hatte.« Ob er zu dem

Zeitpunkt daran gedacht habe, die Polizei zu rufen, wollten die Beamten wissen. »Ja, das habe ich, aber nur kurz, und ich wollte jetzt auch nicht vorzeitig aufgeben, wo es schon einmal so weit gekommen war. Ich hatte mir eigentlich gedacht, sie mit einer Sackkarre zu meinem Auto zu bringen und sie im Kofferraum nach Kleve zu fahren. In dem Waldgebiet kenne ich mich gut aus, meine Frau und ich sind da oft spazieren gegangen ... Ich wollte sie vergraben und dann vermisst melden. Also habe ich schnell die Sackkarre aus unserem Garten geholt und meine Frau darauf gehievt. Dann habe ich die Karre zum Gartentor geschoben, aber da fiel sie mir wieder herunter. Ich habe mich erinnert, dass ich im Geräteraum noch Draht hatte, und da habe ich ihr an Hals und Füßen Drahtschlingen gemacht, damit ich sie besser tragen konnte. Ich musste sie ja später auch noch in den Wagen bekommen. Ich habe sie zurück auf die Sackkarre gelegt und bin zum Auto gelaufen. Das habe ich dann direkt am Eingangstor der Anlage geparkt und bin zurückgerannt. Wie lange das alles wirklich gedauert hat, weiß ich nicht ganz genau, ich schätze, insgesamt vielleicht 25 oder 30 Minuten. Ich habe meine Frau mit der Karre zum Auto geschoben, merkte dann aber, dass ich sie nicht in den Kofferraum bekam. Ich war plötzlich zu schwach. Mir gingen einfach die Kräfte aus. Ich mache so etwas ja auch nicht alle Tage.« Tamm ahnte offenbar, dass nicht alles nach Plan laufen würde, wollte aber noch immer nicht aufgeben. Da kam ihm die Idee, sie an Ort und Stelle zu verbrennen. Er fuhr den Wagen ein Stück weiter und nahm den Benzinkanister aus dem Kofferraum. Dann schilderte er den Beamten, wie er die Leiche seiner Frau auf die Straße gelegt, das Benzin darübergegossen und sie angezündet hatte. Dazu hielt er sein Feuerzeug direkt an das Benzin, das als dünne Rinnsalspur von der Leiche seiner Frau auf die Straße gelaufen war. Daher kamen also die Hautrötungen an den Händen. Anschließend lief er zurück zum Gartenhäuschen, klappte das Bett wieder hoch, verstaute die Bettwäsche, legte sich auf das Sofa und versuchte, seine Gedanken zu ordnen. Was war der nächste Schritt? Die Leiche brannte, und das würde irgendwann entdeckt werden. Man würde seine Frau finden, er würde sie vermisst melden, und ohne darüber nachzudenken, hoffte Georg Tamm, dass man nach einem fremden Mörder suchen würde. Er war zu erschöpft, um sich darüber weitere Gedanken zu machen. Auf jeden Fall war die ganze Angelegenheit nicht so gelaufen, wie er sie geplant hatte.

»Ich wollte am Sonntag die Familie meiner Frau informieren, dass sie verschwunden ist, aber das ist jetzt ja wohl hinfällig.«

Ich las das sehr detaillierte, klare Geständnis, fragte mich, ob Georg Tamm wohl bei dieser Aussage bleiben würde, denn er beschrieb ein sehr gerichtetes, geplantes, auf aktuelle Störfaktoren reagierendes Vorgehen. Würde er später alles widerrufen? Würde er Dinge zum Teil anders schildern, von seiner ersten, ausführlichen Schilderung abrücken?

Ich suchte Herrn Tamm im Gefängnis auf. Ein Beamter führte mich in einen rund zehn Quadratmeter großen Besucherraum, der mit einem Holztisch und vier Holzstühlen möbliert war und beim Sprechen einen ziemlichen Hall erzeugte. Das Licht kam weit mehr von der Neonröhre unter der Decke als von dem hoch angebrachten vergitterten Fenster.

Ich hatte die Ermittlungsakte, meinen Notizblock,

Kugelschreiber sowie ein Päckchen Taschentücher dabei – für den Fall, dass der Proband während des Gesprächs weinen musste. Alles andere in meiner Aktentasche hatte ich an der Pforte des Gefängnisses in ein Schließfach geben müssen. Was das Weinen anbelangt: Nicht selten vergegenwärtigen sich die Menschen, die ich in der Untersuchungshaft aufsuche, ihrer misslichen Lage, in die sie sich gebracht haben oder in die sie auf die ein oder andere unglückliche Art hineingeraten sind. Die einen weinen um sich selbst und bedauern vor allem die eigene Situation und nicht den Schaden des Opfers, die anderen weinen tatsächlich wegen des Leids, das sie jemandem angetan haben. Andere wiederum weinen, wenn sie sehr belastende Ereignisse ihrer eigenen Biografie berichten und psychische oder physische Verletzungen und Misshandlungen erzählen, die sie bis heute nicht wirklich verarbeitet haben. Eine vierte Gruppe bemüht zuweilen Tränen aus deutlich manipulativen Gründen. Das ist dann das, was der Volksmund »Krokodilstränen« nennt. Sie erhoffen sich durch das schauspielerische Präsentieren von Reue oder emotionaler Belastung irgendwelche Vorteile in Bezug auf die Beurteilung ihrer Person.

Georg Tamm, der mir mit akkuratem Haarschnitt und in Hemd, Pullover und Stoffhose gegenübersaß, sagte, dass er sich noch sehr an die Verhältnisse im Gefängnis und insbesondere an die fehlende Intimsphäre gewöhnen müsse. Damals waren die WCs auf den Zellen noch nicht durch Sichtschutz verkleidet und vom übrigen Zellenraum abgetrennt. Er befürchtete, sich wegen der Tat wohl für längere Zeit auf die Haft einrichten zu müssen.

Wenn Menschen zum Ausdruck bringen wollen, dass sie ihr Gegenüber irgendwie für etwas zwielichtig und wenig vertrauenswürdig halten, dann fassen sie das oft ironisch in dem Satz zusammen: »Von dem würde ich keinen Gebrauchtwagen kaufen!«

Würde man von Herrn Tamm einen Gebrauchtwagen kaufen? Ja, würde man, dachte ich, als ich ihm gegenübersaß, denn Georg Tamm war dem Äußeren nach sicher ein Mann, der mit seinem gepflegten Erscheinungsbild und höflichen Manieren vertrauenerweckend wirkte. Wobei es völlig unmöglich ist, bei einem Menschen von seinem äußeren Erscheinungsbild auf sein Handeln und seine Motive zu schließen. Betrüger machen sich genau dieses Phänomen ja zunutze, indem sie über die bewusste Verwendung von Bekleidungs- und Verhaltensstilen der sozialen Schicht ihrer Zielgruppe um Vertrauenswürdigkeit werben.

Was brachte diesen gut bürgerlichen Mann in reiferem Erwachsenenalter dazu, seine Frau umzubringen und seine bisherige Biografie für die nächsten langen Jahre mit einem Gefängnisaufenthalt einzutauschen? Warum war ihm die Tötung seiner Frau sinnvoller erschienen als die Scheidung von ihr? Welche Art von Vorteilsabwägung hatte er vorgenommen?

Ich kenne einige Fälle, in denen ein Ehepartner den schwer behinderten, schwer kranken Angehörigen tötet und dann versucht, sich selbst das Leben zu nehmen. In diesen Fällen aber sind die Angehörigen seit langer Zeit sehr belastet durch die von ihnen zumeist hingebungsvoll betriebene Pflege der Angehörigen, und ihre Energie braucht sich irgendwann zwischen Pflichtgefühl, Perfektionswille, Liebe zum Kranken und völlig vernachlässigter Eigenfürsorge auf. Aber das war hier nach allen vorliegenden Informationen nicht der Fall. Ich würde Georg Tamm also genauer nach den Symptomen einer depressiven Phase befragen und danach, wie diese sich im Alltag bemerkbar gemacht hatte oder ob sie sich nur auf die Thematik mit seiner Ehefrau bezog.

Das Erste, was Georg Tamm über sein Leben berichtete, war, dass er bis zum elften Lebensjahr eine wunderbare Kindheit hatte. Er war in Kleve am Niederrhein geboren und als Einzelkind bei seinen Eltern in äußerlich zunächst geordneten Verhältnissen aufgewachsen. Im Elternhaus lebte auch noch seine Großmutter mütterlicherseits, zu der Herr Tamm eine innige Beziehung hatte. Da die Mutter, eine eher kühle und unnahbare Frau, als Sekretärin arbeitete und der Vater Malermeister war, kümmerte sich die Großmutter in liebevoller, aber auch Regeln setzender Weise um ihn. Sie starb jedoch an einer plötzlichen Hirnblutung, als Georg Tamm elf Jahre alt war. Von da an hatte er zu Hause keine enge Bezugsperson mehr. »Zu meiner Mutter hatte ich von jeher ein distanziertes Verhältnis, ich glaube, sie hat eigentlich gar keine Kinder gewollt. Mein Vater trank zu viel und verlor deswegen auch seine Arbeit, als ich vierzehn war. Seine Trinkexzesse wurden für meine Mutter und mich zur Belastung, aber meine Mutter schwieg zu allem. Zwei Jahre später starb er an den Folgen seiner Leberzirrhose. Ich muss zugeben, dass ich das als Erleichterung empfunden habe.«

Ich fragte Georg Tamm nach seiner schulischen Laufbahn, um mir ein genaueres Bild seiner Kindheit und Jugend machen zu können.

»Ich wurde ganz normal mit sechs Jahren eingeschult, war fleißig in der Schule und kam dann kurz vor dem Tod meiner Großmutter aufs Gymnasium. Ich wollte auf jeden Fall so schnell wie möglich aus dem Elternhaus raus. Das Abitur habe ich dann noch gemacht, aber ich wollte nicht studieren, sondern gleich eine ordentliche Berufsausbildung machen, um möglichst rasch auf eigenen Beinen zu stehen. Das Verhältnis zu meiner Mutter blieb immer distanziert. Als meine Großmutter und mein Vater tot waren, wurde umso deutlicher, dass wir eigentlich gar kein Verhältnis zueinander hatten. Ich machte ihr irgendwann Vorwürfe, dass sie der Trunksucht meines Vaters so tatenlos zugeschaut hatte. Da war ich achtzehn und stand kurz vor dem Auszug. Wir haben seither nicht mehr miteinander gesprochen.« Auch zur Hochzeit lud er sie später nicht ein.

Georg Tamm sprach jetzt flüssig und schnell, ganz so, als wolle er mit seiner raschen Erzählweise die Geschwindigkeit nachempfinden, mit der er versucht hatte, aus dem Elternhaus durch zielstrebige Planung seines Lebensweges herauszukommen.

Er erzählte, dass er nach der Schule eine Lehre zum Speditionskaufmann gemacht habe und später eine Anstellung in einem großen Logistikunternehmen fand, in dem er bis zu seiner Verhaftung arbeitete. Während der Lehrzeit lernte er mit 20 Jahren seine spätere Ehefrau Gaby kennen, die damals als junge Frau bei seinem Lieblingsitaliener um die Ecke als Servierkraft tätig war. Von Gabys Familie – einfachen, sehr herzlichen Leuten – wurde er sofort freudig aufgenommen. Über sie kam Georg Tamm auch zur Kleingärtnerei, die er vorher immer etwas verächtlich betrachtet hatte, da seine Eltern ein Haus mit eigenem größerem Garten besessen hatten. Aber er hatte, seitdem er in Köln lebte, durchaus Gefallen gefunden an einem ruhigen Plätzchen im Grünen und hatte auch Freude am Gärtnern entwickelt. Vor allem aber verband er mit der Liebe zu Schrebergärten die warmherzig-gesellige Atmosphäre der Schwiegerfamilie, die er in seiner eigenen Familie, von der Großmutter abgesehen, nie kennengelernt hatte. So nahm er auch, als er seine Frau 1982 im Alter von 25 Jahren heiratete, ihren Namen an, eine damals noch recht seltene Praxis.

Seine Frau schilderte er als lebenslustig, temperamentvoll und resolut. Sie war zunächst weiter in der Gastronomie tätig, hatte dann nach Beginn ihrer Erkrankung als Rezeptionistin in einem kleinen Hotel gearbeitet, aber vor rund einem Jahr ihre Arbeit aufgegeben, weil sie das Bedürfnis hatte, sich beruflich sozial zu engagieren. »Sie war zuletzt als ehrenamtliche Patientenbetreuerin im Krankenhaus tätig. Ich denke, dass ihre eigene Erfahrung sie motiviert hat, sich selbst um kranke Menschen zu kümmern.« Georg Tamm erklärte weiter: »Ich habe mir vorgestellt, was wäre, wenn sie im Alter selbst pflegebedürftig wäre. Wenn sie nicht mal mehr sprechen könnte. Ich habe mich da so richtig hineingesteigert. Wenn wir abends am Tisch gesessen haben, habe ich mir vorgestellt, wie es wäre, wenn sie im Rollstuhl gelähmt am Tisch säße und ihr der Speichel aus dem Mund liefe. Ich habe gemerkt, wie Ekel und Widerwillen in mir hochstiegen. Dann habe ich mir vorgestellt, wie es wäre, wenn ich allein am Tisch esse, aber sie mich vom Bett aus ständig ruft. Da wurde ich innerlich noch wütender.« Er habe zunehmend gegrübelt, wie er aus der Situation herauskommen könnte.

Ob er seine Frau nicht mehr geliebt habe, fragte ich.

»Es war schon so, dass die Beziehung nicht mehr so intensiv war. Es war mehr eine Gewöhnung. Wir hatten so unsere Routine. Nicht, dass wir uns böse waren. Aber ich wollte einerseits da raus, auf der anderen Seite wollte ich auch nicht alles verlieren. Es war eine vertrackte Situation.« Eine andere Frau habe er nicht kennengelernt. Er habe in den letzten Monaten vor der Tat kaum noch gegessen und nicht mehr richtig schlafen können. Zuletzt habe er sich sogar am Arbeitsplatz nicht mehr so gut konzentrieren können, das könnten die Kollegen bezeugen. Seine Frau habe auch gemerkt, dass etwas mit ihm nicht stimmte. »Ich habe ihr natürlich nicht gesagt, was los ist, und das Ganze abgewiegelt. Auch sexuell habe ich mich von meiner Frau zurückgezogen. Irgendwie hatte ich plötzlich so einen Ekel.« Tamm versuchte, die Schärfe herauszunehmen. »Ekel ist vielleicht zu viel gesagt, eher eine Abneigung. Ich bin dann hin und wieder zu Prostituierten gegangen. Davon wusste sie natürlich nichts. Mir wurde dann allmählich immer klarer, dass ich frei sein will.«

»Wie wäre eine Scheidung denn finanziell für Sie gewesen?«, wollte ich wissen.

Georg Tamm verzog den Mund, als müsse er eine besonders bittere Arznei schlucken. Er hätte seine Frau ausbezahlen bzw. die Wohnung verkaufen müssen. Es wäre knapp geworden. War Georg Tamm also zunehmend seiner Ehe überdrüssig gewesen und hatte sich dramatische Szenarien um die Gesundheit seiner Frau ausgemalt, um sich selbst die Legitimation für die Tötung zu geben? War sie ihm ganz einfach überdrüssig geworden, während er die Schwiegerfamilie eigentlich nach wie vor nett fand?

Ich fragte weiter nach, was die Ehe zusammengehalten habe. Im Grunde schilderte Georg Tamm eine sprachlose Routine, eine gemeinsame Alltagsbewältigung, Scrabble und Videofilme gucken als Hobbys. Die »Horrorszenarien« über den Pflegezustand seiner Frau im höheren Lebensalter klangen jedenfalls reichlich bemüht. »Neben den finanziellen Auswirkungen einer Scheidung, was hätte eine Trennung von Ihrer Frau denn sonst für Sie bedeutet?«, fragte ich ihn.

»Ich habe ja sonst niemanden. Ich habe nur ihre Familie und unsere gemeinsamen Freunde.«

Ich hakte im Verlauf unseres Gespräches noch einmal nach und sagte Georg Tamm, dass ich noch nicht ganz begriffen hätte, wie er auf die Idee gekommen sei, seine Frau zu töten. »Die Folgen einer solchen Tat für das eigene Leben sind doch im Regelfall noch gravierender als die Folgen einer Scheidung?«

Tamm schwieg. Nach einer Pause wiederholte er: »Ich habe Ihnen ja schon gesagt, ich fand es auch schäbig, mich von meiner Frau zu trennen.«

Georg Tamm war ein Mensch, der von Kindesbeinen an konsequent seine eigenen Ziele verfolgt und sich um seine Bedürfnisse gekümmert hatte. Nach dem Tod der Großmutter war er gewissermaßen zu einer Art Einzelkämpfer in eigener Sache geworden. Hatte er eine persönliche Risikoabwägung vorgenommen und sich gesagt, dass eine Scheidung für ihn in jedem Falle ungünstig sein würde, während eine geschickte Tötung der Ehefrau in seiner Phantasie mit der Hoffnung verknüpft war, davonzukommen?

Georg Tamm berichtete, wie er sich Beruhigungsmittel bei verschiedenen Ärzten verschafft hatte. »Ich wollte mir mit den Tabletten das Leben nehmen.« Unter dem falschen Namen Siegfried Armleder gab er sich als Selbstzahler aus und suchte zunächst in Köln und später auch in Düsseldorf niedergelassene Psychiater auf. Ihnen berichtete er die erfundene Geschichte, dass er als Nebenkläger bei einem großen Verfahren gegen eine Fluggesellschaft auftrete, weil seine Frau vor einigen Jahren bei einem Flugzeugabsturz ums Leben gekommen sei. Er sei jetzt so nervös wegen der ganzen Angelegenheit und dem Schmerz, der in ihm hochkomme, dass er dringend für die nächsten Wochen etwas zur Beruhigung benötige.

Interessant fand ich an der Geschichte zwei Dinge: erstens, dass Tamm bereits in dieser Legende seine Frau sterben ließ. Offenbar entsprach der Tod seiner Frau einer naheliegenden Phantasie. Zweitens fand ich bemerkenswert, dass er die ersten Tabletten, die er von einem Arzt in Köln erhielt, wegen ihrer Bitterkeit für seinen eigenen Selbstmord, wie er sagte, für ungeeignet hielt. Er zerkleinerte sie, spuckte sie aber wegen des schlechten Geschmacks sofort wieder aus. Auf meine Frage, warum er die Tabletten denn überhaupt zerkleinert habe, gab er an, er tue sich seit jeher schwer mit dem Schlucken von Tabletten. Diese Tabletten waren also für den lebensmüden Georg Tamm geschmacklich ungeeignet. Oder waren sie nicht vielmehr zu bitter, um in großer Stückzahl geschmacksneutral in eine Speise eingerührt zu werden?

Bei den anderen Ärzten lief es besser, berichtete er mir. Sie verschrieben ihm ein Medikament, das stark angstlösend wirkt, aber eben müde und schwindelig macht und in höherer Dosis das Reaktionsvermögen deutlich beeinträchtigt. Dafür löst es sich in Kontakt mit Flüssigkeit, auch mit Speichel im Mund, sehr gut auf. Einige Arztbesuche später hatte er genügend Tabletten beisammen. Bei der Umrechnung der von Georg Tamm angegebenen Menge Tabletten, die er dann tatsächlich am Tattag in die spanische Gemüsesuppe einrührte, ergab sich eine Äquivalenzdosis von rund 200 mg Valium. Kein Wunder, dass Gaby Tamm rasch sehr müde wurde und sich auch kaum noch wehren konnte.

Der Auftrag eines psychiatrischen Sachverständigen ist es nicht, Taten zu bewerten, auch nicht, über irgendwelche Motive zu spekulieren, sondern lediglich zu untersuchen, ob der Proband, der vor ihm sitzt und der einer Tat bezichtigt wird, zur Tatzeit unter einer psychischen Störung eines bestimmten Ausmaßes litt. Handelte der mutmaßliche Täter zum Beispiel unter den Symptomen einer Schizophrenie oder einer Depression? Besteht eine Intelligenzminderung? Oder hat der mutmaßliche Täter eine Persönlichkeitsstörung, also bestimmte Persönlichkeitszüge, die sich in ihrem Ausprägungsgrad so weit von der Norm abheben, dass er durch sie in vielen Bereichen der Lebensführung immer wieder scheitert?

Im vorliegenden Fall ging es demnach maßgeblich um die Frage, wie depressiv Georg Tamm nun wirklich war und ob diese Depression sich auf die Begehung der Tat ausgewirkt hatte. Außerdem war zu untersuchen, ob eine Persönlichkeitsstörung vorlag. Eine Intelligenzminderung konnte bei ihm schon durch den Schulabschluss ausgeschlossen werden.

Ich fragte Georg Tamm zum inneren Erleben in der suizidalen Krise. Menschen, die konkrete Handlungen vornehmen mit der entschlossenen Absicht, aus dem Leben zu scheiden, können diese besonders belastende, düstere Gedanken- und Gefühlswelt nachher sehr gut beschreiben.

Georg Tamm konnte das nicht. Es blieb bei der Behauptung, er habe sich das Leben aus dem Gefühl einer in die Zukunft verlagerten Überforderung heraus nehmen wollen. Emotional teilte dies sich jedoch nicht mit. Ich fragte Georg Tamm nach dem Erleben seiner Gefühlswelt. Ich fragte ihn nach dem Antrieb im Alltag, was er zu bewerkstelligen vermochte und was er an täglicher Routine nicht mehr erfüllen konnte. Menschen, die wirklich eine depressive Episode erleben, können sehr anschaulich schildern, wie genau jene Lebendigkeit ihnen abhandengekommen ist. Wie ihnen jeden Morgen der Tag wie ein nicht zu bewältigender Berg erscheint, wie jeder wache Moment eine Qual und jede Sekunde Schlaf eine Erlösung bedeutet. Sie vermögen zu beschreiben, wie sehr sie darunter leiden, nichts mehr fühlen zu können. Depressive Menschen sind nicht traurig, Traurigkeit ist ein Gefühl, um das der Depressive viel gäbe. Georg Tamm vermochte nichts davon zu illustrieren, obwohl er ein Mann mit sehr gutem Ausdrucksvermögen war und sehr differenziert erzählen konnte.

Man muss in einer Untersuchung immer mit berücksichtigen, über welche Fähigkeiten der Erlebnisschilderung und des Ausdrucks eigener Gefühle und Befindlichkeiten ein Mensch verfügt. Wenn also im Umkehrfall manche Menschen Dinge schlecht beschreiben können, heißt es nicht, dass nichts daran ist. Für mich blieb es nicht nachvollziehbar, dass Georg Tamm wirklich depressiv gewesen war. Er war vielmehr belastet, weil er sich mit folgenreichen Gedankenspielen für seine eigene Zukunft trug. Wenn man kein völlig gemütsarmer Mensch ist, belastet einen die Beschäftigung mit Scheidung, Trennung oder auch einer anderen Form der Beendigung der ehelichen Lebensgemeinschaft natürlich. Vor allem bedeutet jedoch der erstmalige Gedanke, ob es nicht besser wäre, seine Frau umzubringen, einen ungeheuren Tabubruch. So ein Gedanke beschäftigt den Betreffenden zunächst einmal aufgrund seines Bruchs mit jeglicher, das bisherige Leben bestimmenden Moral. Was ist mit mir los?, wird man sich fragen. Wie werde ich den Gedanken wieder los? Was ist, wenn der Gedanke sich verfestigt, attraktiv erscheint? Dann fängt das Grübeln an, wie es zu bewerkstelligen wäre. Innere Abgelenktheit und Grübeleien sind nicht identisch mit Depressionen.

Georg Tamm war in einer für ihn persönlich unangenehmen Sackgasse angekommen. Was aber war nun wirklich der Grund dafür, dass er seine Frau getötet hatte?

Ich hakte noch einmal genauer nach. Zunächst erfragte ich erneut den Krankheitsverlauf und die bestehenden Symptome der MS bei seiner Frau. Sie hatte ein Kribbeln in den Händen, aber sie war nicht wesensverändert, sie hatte keine Blasenprobleme, sie hatte keine Lähmungserscheinungen. Dann fragte ich ihn, wie sich die Gefühle für seine Frau entwickelt hatten, und danach, wie er überhaupt mit der Diagnose umgegangen war.

»Wie ging es Ihnen damals, als bei Ihrer Frau die Diagnose gestellt wurde?«

»Es war fürchterlich. Wir haben beide geweint, unser ganzes Leben stand infrage.«

»Was stand infrage?«

»Wie wir weiter leben würden, wenn meine Frau behindert wäre. Wir mussten beide an die Schwester meiner Frau denken. Uns war klar, was MS bedeutet.«

»Was hat Ihnen denn der Arzt erklärt?«

»Ach, das ging alles so schnell. Die reden ja nicht ausführlich mit einem. Er hat gemeint, dass es unter Cortison besser wird, und das hat auch wirklich gut geholfen. Aber wir wussten eben, dass die Krankheit in Schüben verläuft und dass man eben nicht im Voraus sagen kann, ob es eine schwere Verlaufsform ist oder ob man eben Glück hat. Wir haben viel geweint in der Zeit.«

»Haben Sie mal daran gedacht oder auch gemeinsam mit ihrer Frau besprochen, sie im Falle eines schweren Leidens ›erlösen‹ zu wollen?«

Georg Tamm schüttelte energisch den Kopf, fing aber an zu weinen. Nein, das sei nie besprochen worden, sagte er schließlich. Vielmehr habe er seiner Frau geschworen, sie bis zum Tode zu pflegen.

Es gab demnach gegenwärtig keinen Anhaltspunkt dafür, dass Georg Tamm als eine Art »Todesengel« gehandelt hätte, wie man es bei den spektakulären Fällen von Patiententötungen in Kliniken oder Seniorenheimen findet oder auch in sehr tragischen Fällen langjähriger familiärer Pflege, bei denen der Angehörige keine Kraft mehr aufbringt, aber seinem nahen Menschen ewige Fürsorge versprochen hat und sich letztlich daran in aller Konsequenz gebunden fühlt. Alles, was sich aus den Akten und der Untersuchung von Georg Tamm feststellen ließ, war, dass dieser sich – zumindest seinen Angaben zufolge – in die Vorstellung hineingesteigert hatte, seinen Lebensabend mit einer alten, gebrechlichen Frau verbringen zu müssen, und diese Vorstellung nicht ertragen hatte. Er schilderte immer wieder Grübeln, Schlafstörungen, zunehmende Missstimmung, aber diese Symptome traten nur auf im direkten zeitlichen Zusammenhang mit den zunehmenden Gefühlen des Überdrusses an seiner Frau. Es ist aber wie gesagt gut nachvollziehbar, dass man unkonzentriert ist, wenn man sich ernsthaft mit dem Gedanken befasst, seine Frau umzubringen. Was die Fragestellung an mich als forensische Psychiaterin anging, war die Antwort einfach: Es lag bei Georg Tamm keine psychische Störung mit potenziell schuldmindernder Wirkung zum Tatzeitpunkt vor. Georg Tamm war intelligent, zielstrebig, fleißig, konnte Freundschaften pflegen, zeigte keinerlei Störungen des formalen oder inhaltlichen Denkens, war weder im Antrieb noch in der Impulskontrolle verändert, war in der Lage, längerfristig berufliche Beschäftigungen aufrechtzuerhalten, kurzum: Georg Tamm ist wie Sie und ich.

Dennoch stellte sich in diesem Fall natürlich allen Verfahrensbeteiligten im Kopf die Frage, warum Georg Tamm nach 19 Ehejahren seine Frau einfach umbrachte. Habgier ist und bleibt eines der klassischen Mordmotive. Wie sich erst in der Hauptverhandlung herausstellte, berichteten die Familienangehörigen der Getöteten von einer Lebensversicherung, die auf Gaby Tamm ausgestellt gewesen war und die zwar kein großes Vermögen gebracht hätte, aber doch eine deutliche Entspannung der finanziellen Situation. Vielleicht bemühte Georg Tamm das Szenario der Überforderung durch einen späteren Pflegefall eben deshalb, um der Tötung ein »menschlicheres« Motiv zu verleihen, vor sich selbst oder auch vor der Öffentlichkeit. Wir Menschen neigen dazu, uns unser Fehlverhalten mit gelegentlich auch weit hergeholten Gründen passend zu reden.

Während Georg Tamm bei der Polizei ein sehr detailliertes Geständnis ablegte, gab er mir gegenüber an, sich an das eigentliche Tatgeschehen nicht mehr zu erinnern. Es war ganz offensichtlich, dass Georg Tamm ohne Not nicht noch einmal einen so kleinteiligen Tatablauf berichten wollte. Dass er sich tatsächlich an die Tat nicht erinnern könnte, war völlig undenkbar, denn das Tatgeschehen war vom Ablauf her sehr komplex, zog sich über einen langen Zeitraum in mehreren Schritten und Etappen hin, hatte eine komplexe Planungs- bzw. Vorbereitungsphase, eine Phase der mehrminütigen Tötungshandlung und eine sehr komplexe Nachtatphase mit dem Versuch der Leichenbeseitigung. Die Vorstellung, sich an grausame Dinge nicht erinnern zu können, entspricht weit mehr einer Laienvorstellung und ist gutachterlich nicht verwertbar. Dass Gutachtenprobanden sich im Rahmen der Untersuchung nicht zur Tat selbst äußern, die ihnen zur Last gelegt wird, kommt gelegentlich vor und ist das gute Recht des Probanden. Das hängt auch damit zusammen, dass die Person selbst sich nicht noch weiter belasten muss und der Gutachter eben auch Zeuge ist, also ein Geständnis dann auch zu berichten hat.

In dem hier vorliegenden Fall musste also als Arbeitsgrundlage für das Gutachten das ausführliche Geständnis in der Akte herangezogen werden. Will das Gericht von einer gänzlich anderen Tatsituation ausgehen, so muss es dem Gutachter entsprechende Anknüpfungstatsachen nennen, also neue, andere Umstände, auf denen der Gutachter dann seine klinisch-psychiatrische Bewertung aufbaut. Im Fall Georg Tamm bestach der Tatablauf durch eine lange Vorbereitung, eine kleinschrittige Planung und detailreiche Ausführung, sodass man ein sehr gesteuertes Verhalten beschreiben kann.

In dem mehrstündigen Gespräch brach Georg Tamm immer wieder in Tränen aus und schluchzte bitterlich. Er hatte natürlich längst gemerkt, dass er einen gewaltigen Fehler begangen hatte, dessen Hauptgeschädigte seine Frau und deren Eltern waren, in zweiter Linie aber ebenso er selbst. Er weinte über die Situation, in die er sich gebracht hatte, zumal er die Tötung seiner Frau von längerer Hand vorbereitet hatte.

Zu all dem passte auch seine letzte Antwort in meiner Untersuchung. Ich fragte ihn, wie er sich selbst beschreiben würde. »Spontaneität ist nichts für mich. Ich bin ein sehr überlegter Mensch.«

In meinem Gutachten kam ich eindeutig zu dem Schluss, dass bei Georg Tamm keine psychische Krankheit oder Störung vorlag und dass auch zum Tatzeitpunkt keine solche vorgelegen hatte. Vielmehr ergebe sich aus psychiatrischer Sicht aus der Vielzahl der geordneten, in sich logischen, schrittweisen Vorbereitungshandlungen und Abläufe sowie aus dem stetigen gedanklichen Abwägen, ob er es tun solle oder nicht, dass Herr Tamm keinerlei Einbußen der Steuerungsfähigkeit gezeigt hatte. Die Fähigkeit, das Unrecht der Tat einzusehen, war ohnehin nicht beeinträchtigt. Er hätte von seiner Persönlichkeitsstruktur, Intelligenz und sozialen Kompetenz her alle Möglichkeiten gehabt, sich auf andere Weise zu verhalten und die eheliche Situation zu lösen. Eine krankheitsbedingte erhebliche Einschränkung zeigte sich nirgendwo. Insofern war dieser Fall aus psychiatrischer Sicht sehr leicht zu beantworten, und es entfiel auch eine Einweisung in die Forensische Psychiatrie.

Vielleicht werden Sie sich fragen, ob jemand nicht krank sein *muss*, wenn er so etwas tut. Nein, muss er nicht. Dieses Fallbeispiel veranschaulicht das recht deutlich. Wir müssen uns davor hüten, bei jedem schweren Verbrechen gleich zu mutmaßen, es handele sich um jemanden, der »verrückt« oder »krank« sei. Die meisten Menschen, die unter einer schweren psychischen Krankheit leiden, begehen keine Straftaten. Nur bestimmte psychische Erkrankungen, insbesondere in Verbindung mit Alkohol- oder Drogenkonsum, erhöhen das Risiko für Gewaltstraftaten; ich werde Ihnen später zwei Fälle dieser Art schildern. Dennoch ist eine Gleichsetzung von psychischer Krankheit und Gefährlichkeit oder gar Kriminalität völlig unzulässig. Vielmehr müssen sich psychisch kranke Menschen mit einem veränderten inneren Erleben, einem veränderten Gefühlshaushalt, Einbußen der Konzentrationsfähigkeit und Aufmerksamkeit, Veränderungen ihres Antriebs und ihrer Motivationsstärke auseinandersetzen. Die Art und Weise des Denkens, die Fähigkeit,

Impulse zu kontrollieren, können mehr oder minder schwerwiegend beeinträchtigt sein. Menschen mit psychischen Störungen haben Anspruch auf Hilfe und Anspruch auf eine fachgerechte Behandlung. Eine Aufgabe dieser Behandlung kann es auch sein, das der Krankheit innewohnende Gefahrenpotenzial zu erkennen und ernst zu nehmen. Die Forensische Psychiatrie erfüllt diese Aufgabe für all jene Menschen, die infolge einer psychischen Krankheit oder schweren psychischen Störung zum Straftäter geworden sind. Psychiater haben aber nicht die Aufgabe, psychisch gesunde Menschen als krank zu deklarieren. Das wäre nicht zuletzt auch ein den Rechtsstaat bedrohender, gefährlicher Missbrauch der Psychiatrie.

Die Aufgabe des forensisch-psychiatrischen Gutachters ist auch, seine Diagnostik unabhängig von der Schwere der Straftaten anzuwenden. Man muss also in der Lage sein zu beschreiben, in welcher Weise die Steuerungsfähigkeit oder selten auch Einsichtsfähigkeit eines Menschen bei einer schwerwiegenden Tat aufgrund einer psychischen Krankheit beeinträchtigt war, auch dann, wenn die Tat in der Bevölkerung gewiss große Empörung, ja Verachtung hervorruft und schon der leichteste Hinweis auf eine verminderte Schuldfähigkeit öffentliche Entrüstung bewirkt, die sich auf den Gutachter entlädt. Dies ist vor allem der Fall, wenn Gutachter jenen Tätern eine psychische Störung attestieren, die schwere Gewaltverbrechen an Kindern begangen haben. Wer eine schwere psychische Krankheit oder tiefgreifende Fehlentwicklung seiner Persönlichkeit hat, hat den Anspruch auf Therapie und bedarf der Behandlung, denn andernfalls vermag sich auch seine mit der Störung verbundene Gefährlichkeit nicht zu reduzieren. In jenen Fällen, in denen die

Forensische Psychiatrie die Gefährlichkeit eines Menschen nicht durch eine qualifizierte Behandlung reduzieren kann, stellt sie einen hoch gesicherten Lebensraum bereit, sodass sie erheblich zu dem Schutzbedürfnis der Bevölkerung vor schweren Straftaten beitragen kann. Insofern muss der forensische Psychiater sein Gutachten stets nach bestem Wissen und Gewissen, ohne Rücksicht auf eine öffentliche Erwartungshaltung, erstatten. Aber psychische Krankheit darf nicht ein beliebig buchbares Ticket werden, mit dem für Außenstehende unverständliche Straftaten erklärt werden. Es kommt immer auf den Einzelfall an.

Der Fall Tamm ist mir wegen seiner letztlich doch recht makabren Art der Beseitigung der Leiche gut in Erinnerung geblieben, und deswegen erzähle ich Ihnen diesen Fall. Ich erzähle ihn aber auch, weil er zu meiner Überzeugung passt, dass im Grunde jeder von uns als Mensch das Potenzial hat, ein Tötungsdelikt zu begehen. Nur die Umstände, die wir uns schaffen, und die Schwellen, die wir überschreiten müssen, sind unterschiedlich. Georg Tamm ist ein höflicher Mann mit guten Manieren, differenziert im Gespräch, kein grob wirkender Mensch. Und dennoch handelte er sehr planvoll, kühl, entschlossen und schuf sich mit der Sorge um die eigene Überforderung durch irgendwelche mutmaßlichen Behinderungen seiner Frau im Alter eine Legitimationsgrundlage für die Tötung.

Georg Tamm wurde wegen Mordes zu einer lebenslänglichen Freiheitsstrafe verurteilt.

Der Uhrenliebhaber

Bertha Cückelmann rang nach Luft und schlug die Augen auf. Umso erleichterter blickte sie in das vertraute Gesicht ihrer Tochter, die ihr besorgt die Wange tätschelte.

»Wo ist dieser Kerl?!«, rief sie mit brüchiger Stimme. »Ich bin überfallen worden! Die tausend Mark fehlen!«

»Mutti, komm erst mal zu dir«, wiegelte ihre Tochter ab. »Alles ist gut.«

»Nichts ist gut, ruf die Polizei!«

»Mutti, ich bin ja bei dir. Hier war keiner« entgegnete ihre Tochter. »Ich rufe mal Dr. Huismanns an, dass der nach dir schaut.«

»Mir fehlt nichts«, erwiderte Bertha Cückelmann verärgert. »Ruf die Polizei! Der Zieten…, der Pfleger, den ich mal hatte, der … Zietenbach war hier und hat mir die tausend Mark gestohlen. Dann hat er versucht, mich umzubringen.« Mit zitterndem Arm deutete sie in Richtung des Sekretärs im Wohnzimmer. »Guck nach, dann siehst du, dass das Geld fehlt.«

Ungläubig ging ihre Tochter zum Sekretär und schaute nach, in der sicheren Erwartung, dass das Geld, das ihre Mutter für Notfälle aufbewahrte, unangetastet dort liegen würde. Aber es war weg. Nun begriff sie den Ernst der Lage und rief die Polizei.

Bertha Cückelmann, eine gut situierte, allein lebende Seniorin von 87 Jahren, hatte an jenem Tag, wie mehrfach in der Woche, Besuch von ihrer Tochter bekommen. Als die Polizeibeamten bei Bertha Cückelmann eintrafen, schilderte diese ihnen aufgebracht, aber sachlich und klar, dass sie am Morgen unangemeldet Besuch von Bernd Zietenbach gehabt hatte. Zietenbach war Mitarbeiter eines häuslichen Pflegedienstes gewesen, den sie nach einem Oberschenkelhalsbruch vor nicht ganz einem Jahr in Anspruch genommen hatte. Sie hatte den Dienst von Bernd Zietenbach nur so kurz wie möglich genutzt und dem Leiter des ambulanten Pflegedienstes mitgeteilt, dass sie mit der Pflegeleistung zwar zufrieden gewesen sei, mit dem anmaßenden und dominanten Auftreten dieses Angestellten jedoch nicht.

Nun hatte Zietenbach heute bei ihr geklingelt und ihr an der Tür erzählt, dass er gern mit ihr über eine Spende für die Gründung einer Stiftung zugunsten häuslich Pflegebedürftiger reden wolle. Bertha Cückelmann hatte Zietenbach nicht gemocht, aber da es um eine wohltätige und sinnvolle Sache zu gehen schien, ließ sie ihn ein. Anhören konnte sie ihn ja.

»Ich setzte mich in meinen Ohrensessel und bot ihm das Sofa gegenüber an. Erst setzte er sich auch und fragte, wie es mir gehe und ob ich immer noch allein zurechtkäme. Dann stand er plötzlich auf, ging auf mich zu und stellte sich hinter meinen Sessel, sodass ich ihn gar nicht mehr anschauen konnte. Ich habe versucht, mich zu ihm umzudrehen, da sagte er plötzlich: ›Wo ist das Geld? Ich brauche Geld. Dringend!‹«

Bertha Cückelmann holte tief Luft, Tränen traten ihr in

die Augen. »Das war wie ein Befehl! Ich … ich war ganz schockiert. Ich habe richtig Angst vor ihm bekommen. Er fasste von hinten in mein Gesicht und an meinen Hals. Ich bekam Angst, dass er mir etwas antun würde. Ich war ja ganz allein.« Um der möglichen Gewalt ihres ungebetenen Besuchers zu entgehen, sagte Bertha Cückelmann ihm, er möge die tausend Mark, die sie in ihrem Sekretär als Notgeld verwahre, aus dem Geheimfach in der Mitte der kleinen Fächer entnehmen und dann gehen. Zietenbach ließ von ihr ab und trat zum Sekretär, um das Geld an sich zu nehmen. Dann sei er aber, so Bertha Cückelmann, zu ihr zurückgekommen, habe sich wieder hinter den Lehnsessel gestellt und ihr so fest Mund und Nase zugedrückt, dass sie keine Luft mehr bekommen habe. Sie habe das Gefühl gehabt, ihre letzten Sekunden wären gekommen, dann sei sie bewusstlos geworden. Sie erinnerte sich auch an Details, so etwa, dass Bernd Zietenbach sich vor ihren Augen Wollhandschuhe übergestreift hatte und sie damit von hinten umfasst hatte.

Bernd Zietenbach zu finden war für die Beamten kein Problem, denn er war ordnungsgemäß gemeldet und weiterhin als Mitarbeiter in dem Pflegedienst tätig. Die Kriminalpolizei traf ihn zu Hause an und konfrontierte ihn mit dem Tatvorwurf. Sie betraten eine sehr spärlich möblierte, saubere kleine Wohnung, in der nur das Nötigste zum Leben vorhanden zu sein schien. Bernd Zietenbach reagierte bemerkenswert ruhig und sachlich auf den ungeheuren Vorwurf, zog sich eine Jacke über und folgte den Beamten, die ihn mit zum Kommissariat nahmen und dort mehr zu hören bekamen, als sie erwartet hatten.

Ausweislich der Akte bestätigte Zietenbach, der explizit auf eine vorherige Rücksprache mit einem Anwalt verzichtete, den Übergriff auf Bertha Cückelmann. Er beschrieb in völliger Übereinstimmung mit den Angaben der Seniorin, dass er dort geklingelt hatte, dass er mit der Geschichte einer Stiftung für häusliche Pflege Einlass gefunden hatte und dass er auch erwartet hatte, eingelassen zu werden, da er als Person für Bertha Cückelmann nicht unbekannt war. Ohne Umschweife bestätigte er, dass er Geld bei der Seniorin vermutet und gesucht hatte, dass sie ihm tausend Mark aus dem Sekretär »angeboten hat«, wie er sich ausdrückte. Er habe das Geld dann »angenommen«. Auch bestätigte er sogleich, dass Bertha Cückelmann richtig beobachtet hatte, wie er sich Wollhandschuhe anzog und sich hinter sie stellte, um ihr Mund und Nase fest zuzudrücken. Als Motiv für die Tat gab er Geldnöte an. Dann aber, nach einer kurzen Pause, die sich Zietenbach für einen Kaffee und eine Zigarette erbat, meinte er: »Und ich sage Ihnen noch etwas, was Sie wohl noch überhaupt nicht wissen. Bertha Cückelmann ist nicht die Einzige. Sie können das recherchieren. Wilhelm Schmiedkens, Ludwig Braasmann und Gustav Stoltemeier sind tot. Alle gestorben und beerdigt in den letzten fünf Monaten. Das habe ich in der Zeitung gelesen, in den Traueranzeigen. Alles meine Opfer«, sagte er. »Alles alte Leute zwischen fünfundachtzig und zweiundneunzig.«

Wie war das möglich? Wie konnte jemand drei hochbetagte Senioren umbringen, ohne dass dies auffiel und ermittelt wurde? Oder erfand Zietenbach zu der ohnehin gravierenden Tat an Frau Cückelmann noch drei Tote hinzu? War das eine besonders ausgeprägte Form von Geltungssucht?

Zietenbach schilderte den überraschten Beamten in allen Einzelheiten, wie er die drei allein lebenden alten Herren in ihren Wohnungen aufgesucht, sie getötet und ihnen Geld weggenommen hatte. Bei zweien war der Zugang ohne erfundene Geschichte einfach gewesen, weil sie noch Pflegekunden des ambulanten Dienstes gewesen waren. Bei Braasmann, der den Pflegedienst gewechselt hatte, erzählte er dieselbe Geschichte wie bei Frau Cückelmann.

»Wilhelm Schmiedkens war mein erstes Opfer. Zu ihm kam ich immer morgens und abends. Morgens holte ich ihn aus dem Bett, half ihm beim Waschen und Anziehen, schnitt ihm auch das Brot für das Frühstück klein, und am frühen Abend machte ich ihn wieder für das Bett fertig. Als ich vor jetzt fast genau fünf Monaten wieder zu ihm kam, ich meine, es war ein Freitag, da habe ich ihn abends für das Bett vorbereitet, war also schon mit ihm in seinem Schlafzimmer. Er saß auf der Bettkante, und ich entschloss mich dann, ihn blitzschnell zu schubsen, sodass er in Rückenlage auf das Bett fiel. Dann nahm ich sein Kopfkissen und drückte es ihm für vielleicht fünf bis sechs Minuten auf das Gesicht. Ich achtete darauf, ob ich noch ein Lebenszeichen bemerkte, doch als ich losließ, war er tot. Ich fühlte keinen Puls mehr, tastete an den Handgelenken, Fußgelenken und am Hals, schaute mir die Pupillen an, leuchtete mit meiner kleinen Taschenlampe, die ich immer in der Kitteltasche habe, hinein. Die Pupillen waren entrundet, lichtstarr. Da war für mich klar, dass er tot war. Ich habe dann die Wohnung durchsucht und das Geld, das ich fand, an mich genommen. Außerdem fand ich noch eine goldene Taschenuhr, ein bisschen altmodisch vielleicht, aber mir gefiel sie. Die habe ich auch mitgenommen.« Dann schilderte er, wie er sein Opfer in eine möglichst natürlich wirkende, schlafende Lage ins Bett drapiert hatte und sein Kalkül aufging, dass man ein spontanes Versterben des Seniors annahm. Der Arzt, der hinzugerufen wurde, um den Totenschein auszustellen, als Wilhelm Schmiedkens am nächsten Morgen von einem anderen Mitarbeiter des Pflegedienstes in der Wohnung tot vorgefunden wurde, hatte einen natürlichen Tod bescheinigt. So war der Tötungsdelikt zunächst einmal gar nicht aufgefallen, und Schmiedkens war beerdigt worden. Ganz ähnlich schilderte Zietenbach die weiteren Tötungsdelikte, nur dass er bei den anderen beiden bereits die Wollhandschuhe einsteckte, um seine Opfer sauber ersticken zu können. Auch sie legte er in schlafender Position ins Bett, und auch bei ihnen ging sein Plan auf, dass der rein äußere Anschein eines friedlichen Einschlafens im hohen Lebensalter keine weiteren Untersuchungen nach sich ziehen würde.

Die Beamten wollten mehr über das Motiv der Taten erfahren.

»Mir hat mein Einkommen nicht gereicht«, sagte Bernd Zietenbach freiheraus. »Ich wollte immer höher hinaus im Leben, wollte mir etwas gönnen, auf großem Fuß leben, wie man so sagt. Vor allem aber interessiere ich mich für Armbanduhren, und ich dachte, das wäre eine Möglichkeit, an Geld zu kommen, ohne dass es auffällt und ohne dass es noch von Leuten vermisst wird.«

Nun mussten insgesamt drei Leichen, die glücklicherweise nur wenige Monate zuvor beerdigt worden waren, exhumiert und neu untersucht werden, und bei allen fanden sich eindeutige Zeichen mechanischen Erstickens durch Bedecken der äußeren Atemöffnungen, ganz so, wie es zu den Schilderungen von Bernd Zietenbach passte.

Außerdem galt es, die Armbanduhren, die Bernd Zietenbach sich zugelegt hatte, sicherzustellen. Es fanden sich einige Edelstahl-Herrenuhren für etliche tausend Mark.

Wie konnte es aber sein, dass Zietenbach so lange nicht auffiel? Dass sein viertes Opfer überlebte und ihn klar benennen konnte, war reiner Zufall gewesen. Wie viele Senioren hätte er noch getötet, ja aus seiner wirtschaftlichen Kalkulation heraus töten »müssen«, um sich seine Vorstellungen von der materiellen Ausgestaltung seines Lebens erfüllen zu können? Tötet ein Mensch andere nur, damit er sich Uhren kaufen kann? Mir schoss, vielleicht etwas unpassend, das Sprichwort durch den Kopf: »Der Krug geht zum Brunnen, bis er bricht.« Ich würde ihn auf jeden Fall danach fragen, wie er sich die Serie insgesamt vorgestellt hatte.

Ich fuhr zum Gefängnis. An der Pforte gab ich meinen Personalausweis ab, legte die Bestellung zur Sachverständigen vor, erklärte, dass ich zur Begutachtung von Zietenbach angemeldet sei, und wurde eingelassen. Nach einer gewissen Wartezeit in dem Gesprächsraum, die ich nutzte, um noch einmal kurz meine Fallnotizen zu überfliegen und mir Stichworte für die Untersuchung zu machen, wurde Bernd Zietenbach von einem Beamten in den Raum gebracht. Die Tür wurde zugemacht, aber nicht zugeschlossen.

Ich stellte mich Herrn Zietenbach vor, wies ihm seinen Platz mir gegenüber zu, klärte ihn, wie üblich, zu Fragestellung und Gutachterpflichten auf und vergewisserte mich, dass er sich untersuchen lassen wollte. Dazu informierte ich ihn ausführlich darüber, dass ich als psychiatrische Sachverständige ausschließlich den Auftrag habe, zu untersuchen, ob er eine psychische Krankheit oder Störung habe, die zur Tatzeit seine Schuldfähigkeit möglicherweise habe beeinträchtigen können, und dass ich selbst keine Ermittlungsarbeit anstelle.

»Das Gespräch ist für Sie völlig freiwillig. Sie können

es zu jedem Zeitpunkt beenden, unterbrechen oder auch einzelne Fragen, die ich Ihnen stelle, nicht beantworten. Daraus darf Ihnen juristisch kein Nachteil entstehen. Sie dürfen mir aber nichts als Geheimnis anvertrauen, weil ich der Justiz gegenüber als Gutachterin nicht der ärztlichen Schweigepflicht unterliege.«

Bernd Zietenbach erklärte sich mit dem Gespräch einverstanden und schien im Folgenden auch gerne über sich Auskunft zu geben.

So dauerte das erste Gespräch, unterbrochen von zwei kurzen Zigarettenpausen für Herrn Zietenbach, rund sechs Stunden. In einem zweiten Termin ging ich mit ihm die bisher besprochenen Inhalte noch einmal durch und ergänzte den ein oder anderen Punkt. Insgesamt sprach ich mit ihm knapp neun Stunden.

Bernd Zietenbach war ein sonnenbankgebräunter, großer Mann mit leichtem Übergewicht, ohne dass man ihn hätte dick nennen können. Sein mintgrünes Oberhemd spannte an der Knopfleiste über dem Bauch, der Hosenbund hatte sich über der Gürtelschnalle leicht nach vorne gerollt. Der Gürtel war für einen Herrengürtel recht modisch mit einer großen Schnalle eines Markenemblems. Über seinen Schultern hatte er lässig die Ärmel eines roten Pullovers zusammengeknotet, sodass er dem Äußeren nach ebenso gut in einem Hotel auf dem Weg zur Terrasse hätte sein können. Seine Schuhe waren blank poliert. Am Handgelenk trug er jetzt eine bunte Swatch-Uhr, keines der Fabrikate, das bei ihm in der Wohnung sichergestellt werden konnte. Sein dunkles Haar war exakt geschnitten, und insgesamt erzeugte er binnen Sekunden den Eindruck, dass es ihm auf ein modisch-gepflegtes Erscheinungsbild seines persönlichen Stilempfindens sehr ankam. Er setzte sich gerade auf den Stuhl, so weit dieser es zuließ, den Oberkörper ganz leicht zurückgelehnt, sodass er eine recht selbstbewusst-entspannte Pose vermittelte.

»Ich erzähle es Ihnen so, wie es war«, sagte er und lächelte zuvorkommend freundlich. »Ich weiß, dass ich lebenslänglich bekommen werde. Das hat mir auch schon mein Anwalt gesagt.«

Ich bat ihn, mir über seine Kindheit zu berichten, was er bereitwillig tat.

»Ich wurde 1965 in Essen geboren. Meine Mutter ist Helga Zietenbach, mein Vater Theo Zietenbach. Meine Mutter ist jetzt 65, mein Vater 67. Der war Postbote, meine Mutter früher Hausfrau. Sie hat aber zuletzt ehrenamtlich Seniorinnen im Altenheim betreut und denen etwas vorgelesen und mit ihnen gesungen. Ich habe noch einen Bruder Stefan, der ist ein Jahr älter und Busfahrer«, begann Bernd Zietenbach seinen Lebenslauf. Er wuchs in einer Drei-Zimmer-Mietwohnung in einem Stadtteil auf, in dem die Mieten nicht so teuer waren wie im Essener Süden. Das Zimmer teilte er sich mit dem Bruder, bis dieser zur Bundeswehr ging und von zu Hause auszog. »Mit meinem Bruder habe ich mich immer gut verstanden. Mit meinen Eltern auch.« Dann setzte er nach: »Auch wenn sie nur ganz kleine Leute waren.« Sein Tonfall klang ein wenig abschätzig, so als ob es ein überraschender Umstand sei, dass er sich mit seinen Eltern, den »kleinen Leuten«, gewissermaßen »dennoch« gut verstanden hätte.

»Was meinen Sie mit ›kleinen Leuten‹?«, fragte ich.

»Na ja, ganz spießig halt … immer sparen, immer an später denken, kein Luxus, immer ganz bescheiden. Meine Eltern blicken immer mit Erfurcht zu Akademikern hoch, zu Ärzten, Rechtsanwälten. Die hatten nie das Ziel, selbst im Leben weiterzukommen. Ich wollte immer mehr als sie.«

Zietenbach schilderte eine unauffällige Kindheit in einfachen, bescheidenen und geordneten Verhältnissen. Er beschrieb den altersgerechten Kindergartenbesuch, die Einschulung mit sechs Jahren und seinen Wechsel zur Realschule, wo er mit 16 Jahren den Abschluss erzielte. Er gab an, von Kindesbeinen an in der Gruppe seiner Freunde immer gerne das Sagen gehabt zu haben. In der Schule hatte er den Ruf des Besserwissers und – unter den kritisch eingestellten Mitschülern – den des Wichtigtuers. »Die Leute haben mir früher immer schon gesagt, ich bin was Besseres. Ich bin aber auch jemand mit Führungseigenschaften, das stimmt schon.«

»Dass Sie sogenannt etwas Besseres seien oder dass Sie das von sich annähmen?«, wollte ich klären. Zietenbach überlegte kurz.

»Also, man hat mir schon immer gesagt, dass ich so ein Aufsteiger-Gen habe.«

Auf näheres Befragen stellte sich heraus, dass Bernd Zietenbach wegen des Tons, den er angab, von Gleichaltrigen eher gemieden wurde und daher in seiner Freizeit mehr auf sich allein gestellt war, als ihm lieb war. Ich fragte, wie er das als Kind und Jugendlicher erlebt hatte.

»Ich habe mich immer gut alleine beschäftigt. Ich war vielleicht auch einfach reifer als viele meiner Mitschüler. Ich wusste immer, was ich wollte.«

»Was wollten Sie denn?«

»Ich wollte anderen Menschen helfen, wollte mich nützlich machen. Ich wollte aber auch eine Führungsposition. Also, mein Leben lang nur unten an der Basis, das war nicht, was ich mir vorgestellt habe. Über meine Mutter bekam ich mit, wie befriedigend für sie die Betreuung von alten Menschen war. Ich wollte daher Krankenpfleger werden. Für Medizin war ich nicht fleißig genug, und mit Realschulabschluss geht das ja nicht. Aber Krankenpfleger, das war immer mein Wunsch. Und dann irgendwann Pflegedirektor einer Universitätsklinik werden.«

Tatsächlich bekam Bernd Zietenbach direkt nach seinem Schulabschluss einen Ausbildungsplatz in der Krankenpflege, sodass er seine Berufsausbildung mit 19 Jahren abschloss und erst danach zur Bundeswehr eingezogen wurde. Dort war er nach der Grundausbildung auch im Lazarett tätig. Wie ich den Akten entnommen hatte, war Zietenbach schon während seiner Ausbildung und auch während seiner Bundeswehrzeit in manchen Konflikt mit Kollegen bzw. Kameraden und Vorgesetzten geraten, weil er recht dominant und seinem Ausbildungsstand und seiner Position nicht immer angemessen auftrat. Ich fragte nach, und Bernd Zietenbach schilderte, dass er wegen seiner Kompetenz noch während seiner Krankenpflegeausbildung häufig von fertig ausgebildeten Schwestern um Rat gefragt worden sei.

»Wissen Sie, ich habe mich da richtig reingekniet und viel gelesen, nicht nur die Bücher, die wir sowieso durcharbeiten mussten, sondern auch welche für Medizinstudenten, gerade in Chirurgie und Innerer Medizin. Da war ich sehr gut informiert.« Auch habe er sich im Team immer für »Gerechtigkeit bei der Dienstplanerstellung« eingesetzt und sei deswegen gelegentlich mit der Stationsleitung aneinandergeraten. »Mit einem Assistenzarzt hatte ich mal eine richtige Auseinandersetzung, weil der so mit Schmerzmitteln für die frisch operierten Patienten gegeizt hatte. Das hat Ärger gegeben.«

»Für wen?«, frage ich nach.

»Für mich, die drohten mit Kündigung. Aber ich habe

mich dann zurückgehalten, weil ich meine Ausbildung nicht gefährden wollte. Heute weiß jeder, wie wichtig eine gute Schmerzbehandlung für den Heilungsverlauf ist. Habe ich damals schon gesagt!«

Nach dem, was mir Bernd Zietenbach zu sich und seinem Verhalten in der Ausbildung erzählte, war es nicht allzu verwunderlich, dass das Krankenhaus, an dem er seine Ausbildung absolvierte, darauf verzichtete, ihm eine Stelle anzubieten. Aber dann kam auch die Bundeswehr. Dort übernahm Bernd Zietenbach schnell den forschen Ton und genoss die hierarchische Struktur, an deren Spitze er sich träumen konnte. Auch dort gab es Unterredungen mit den Vorgesetzten, aber hier passte sich Zietenbach mehr an. Nach dem Wehrdienst gelang es ihm, als Krankenpfleger in Bochum eine Anstellung zu finden. Er zog von zu Hause aus in eine kleine Wohnung an der Stadtgrenze zwischen Essen und Gelsenkirchen. Als examinierter Krankenpfleger verdiente er damals rund 2000 DM und war auf einer allgemeinchirurgischen Männerstation tätig. Für die sehr einfache Wohnung zahlte er nur 330 DM warm; es kamen noch ein paar monatliche Fixkosten für Versicherungen und ein erstes Auto etc. hinzu, aber ihm blieben dennoch rund 1400 DM zur freien Verfügung. Am Ende des Monats hatte er meist nichts mehr übrig, sodass er sich hin und wieder von den Eltern etwas leihen musste. Das Geld gab er insbesondere für Kleidung, Sonnenbank sowie Besuche von Diskotheken und Cocktailbars aus, die in dem Ruf standen, die exklusiveren Treffpunkte der Stadt zu sein. Er genoss es, von den Kollegen des Pflegeteams neidisch beäugt zu werden, weil es ihm offenbar gelang, den Maßstäben der Türsteher zu entsprechen.

»Die haben sich halt gefragt, wie ich mir das leisten

kann. Aber ich hatte ja kein Kind und Kegel, keinen Bausparvertrag und so. Das ging dann.« An den Wochenenden, wenn er dienstfrei hatte, fuhr er mit dem Taxi von der Stadtgrenze im Norden zu den trendigen Treffpunkten im Süden, da er keinesfalls alkoholisiert Auto fahren wollte. »Nee, ich habe in der Chirurgie oft genug Unfallopfer gesehen. Da will ich nicht dran schuld sein«, sagte er mit entrüstet-vorwurfsvollem Unterton. In einer weitläufigen Stadt wie Essen kam an Taxirechnungen auf diese Weise jedenfalls einiges zusammen.

»Sie sind doch auch Ärztin, nicht? Dann müssen Sie das ja in Ihrer Ausbildung auch gesehen haben«, sagte er in dem Versuch, über den Hinweis auf einen denkbaren gemeinsamen Erfahrungshintergrund einerseits eine verbindliche kommunikative Beziehung zu mir herzustellen, andererseits damit aber auch zu demonstrieren, dass sich hier zwei Menschen auf kompetenter Augenhöhe begegneten.

Ich antwortete sinngemäß mit freundlicher Ironie, dass ich mich für die Forensische Psychiatrie entschieden hätte, weil es dort weniger Unfallopfer gebe. So uneingeschränkt richtig die Haltung war, nüchtern Auto zu fahren, so sehr stand doch das Verantwortungsbewusstsein, das er für sich in Anspruch nahm, im Gegensatz zu den Verbrechen, die man ihm vorwarf. Bernd Zietenbach hatte immerhin gestanden, drei Senioren aus Habgier getötet zu haben, und die Ergebnisse der Exhumierungen untermauerten seine Selbstbezichtigungen.

»Wissen Sie, ich bin seit meiner Jugendzeit ein Uhrenliebhaber«, sagte er unvermittelt. Wie sich im weiteren Verlauf des Gesprächs zeigte, hatte er das Gefühl, dass in seinem Leben deutlich mehr Platz für Luxus war. Da kam es ihm recht, dass seine Eltern damals bei seiner

Geburt für ihn ebenso eine Lebensversicherung abgeschlossen hatten wie bei der Geburt des Ältesten. So erhielt Bernd Zietenbach mit 25 Jahren 25 000 DM ausge-
zahlt. »Das war ein echtes Vermögen«, sagte er. Von dem
Geld kaufte er sich für rund 3000 DM seine erste hochwertige Armbanduhr mit dunkelroter Lünette, einen bei-
gen Anzug, ein weißes Sakko und ein Paar zweifarbige
Herrenschnürschuhe mit hellbeigem Leinen und dunkel-
beigem Leder für insgesamt über 1300 DM, zog ein paar
Tage später den Anzug mit den passenden Schuhen und
seiner Uhr an und ging zu einem BMW-Händler. Er
suchte sich einen solide ausgestatteten, sehr guten Gebrauchtwagen der Mittelklasse in Dunkelgrün-Metallic
aus, zahlte den Wagen mit 15 000 DM an und finanzierte
den Rest.

»Meine Eltern haben getobt.«

Warum, wollte ich wissen, um mehr über das Wertesystem der Eltern zu erfahren, die ihn erzogen hatten.

»Sie waren immer sparsame und bescheidene Leute.
Die hatten auch so eine Einstellung, dass jeder seinen
Platz im Leben hat und man damit zufrieden sein muss.
Sie waren immer skeptisch, weil ich von Anfang an gesagt
habe, dass ich höher hinaus wollte. Es passte ihnen nicht,
dass ich auch äußerlich etwas aus mir machte.« »Wir sparen fünfundzwanzig Jahre, und du wirfst das Geld zum
Fenster raus‹, sagte mein Vater. Ich war erst mal sauer,
dass der mir meine Freude so vermiest hat, aber dann hab
ich mir gesagt, ich entscheide selbst, und fertig! Meine
Eltern gehören schließlich noch zur Kriegsgeneration, die
kennen das noch anders. Muss man ja auch mal sehen.«
Da Bernd Zietenbach nun mehr Geld brauchte, beschloss
er, neben seiner Tätigkeit als Krankenpfleger aushilfs-
weise in einem Ausflugslokal am Kemnader See zu kell-

nern. »Ich dachte, das bringt mehr wegen der ganzen Trinkgelder. Ich wollte aber nicht in den Lokalen arbeiten, wo ich sonst immer hinging. Da war ich ja ein anderer. Ich habe mir deshalb was in Bochum gesucht.« Insgesamt kam er nun monatlich auf rund 2500 DM, wobei er den Zuverdienst mehrere Jahre zur Finanzierung des Wagens verwenden musste. Für Freundinnen hatte sich Bernd Zietenbach bisher nur wenig interessiert und sporadische One-night-Stands gehabt.

»Ich wollte erst mal lieber unabhängig bleiben.«

Mit 29 Jahren lernte er in seiner Stammdiskothek Cornelia Owerberge kennen, eine 19 Jahre junge Verkäuferin aus einer Modeboutique, die sein Interesse für Modemarken und Lifestyle-Produkte teilte und davon ausging, dass ihr älterer Freund ein beruflich erfolgreicher Mann war. Mit ihr begann er eine Beziehung, wobei er sich mit ihr stets in ihrer Wohnung traf und sie nie zu sich einlud. Insgesamt wusste sie kaum etwas von ihm. »Bei dir ist es so schön gemütlich. Das ist viel besser als meine Junggesellenbude.« So fiel auch nicht auf, dass Bernd Zietenbach weiterhin in einer kaum möblierten Wohnung übernachtete, wo er außer einem Bett, einer kleinen Küchenzeile, einem Tisch, einem Stuhl und einem Kleiderständer auf Rollen, den er aus einer Ladenauflösung billig erstanden hatte, so gut wie nichts besaß. Bei seiner Wohnungsdurchsuchung fand man zwei hochwertige Edelstahl-Herrenarmbanduhren mit sportlichem Design, eine goldene Taschenuhr mit Monogramm W.S., zwei bunte Swatch-Uhren, eine kleine Stereoanlage mit Musik-CDs von »Kuschelrock« bis Oldies der 70er-Jahre und einen ganzen Stapel Hochglanzmagazine über Uhren und Segelyachten.

Mit dem BMW, der relativ großen Vielfalt an Bekleidung und seiner auffälligen Sportuhr gelang es ihm, vor seiner Freundin zu behaupten, er sei Pflegedienstleiter einer großen Krankenhausabteilung. Dann kam es zwei Jahre später zum Eklat mit seinem Arbeitgeber, da Bernd Zietenbach eigenmächtig eine ärztlich angeordnete Medikation verändert hatte und dies aufgefallen war. Ihm wurde fristlos gekündigt.

»Im Nachhinein würde ich schon sagen, dass das eine Dummheit von mir war«, sagte er. Auf meine Nachfrage nach seinem Verantwortungsgefühl in diesem Punkt räumte er den Fehler formal hierarchisch ein, sah sich in der Sache aber im Recht. Er hatte jedoch ziemlich viel Glück, weil er binnen kurzer Zeit eine Anstellung bei einem ambulanten häuslichen Pflegedienst fand, der Senioren mit ganz unterschiedlichen Pflegestufen zu Hause betreute. Zietenbach verbesserte hierdurch sogar sein Einkommen, sodass er die Kellnerei aufgab und keine Finanzeinbußen hatte. Da der Wagen nun mittlerweile abbezahlt war, hatte er wieder mehr Geld für seine Liebe zu den Armbanduhren übrig, der er intensiver nachgehen wollte. »Auch wollte ich meine Freundin mehr verwöhnen. Der Cornelia habe ich gesagt, dass ich mich selbstständig gemacht habe und jetzt ein eigenes Pflegeunternehmen habe. Dass ich jetzt der Chef bin …« Ihr gaukelte er vor, monatlich 12 000 DM zu verdienen, und so kaufte er ihr hier mal ein Kleid, dort eine Tasche, da ein paar Schuhe und führte sie regelmäßig in teure Restaurants aus. »Ein bisschen Geld hatte ich ja noch von der Lebensversicherung. Ich habe ihr vorgemacht, dass ich jetzt richtig gut verdiene, und habe sie dann an die Côte d'Azur eingeladen. Nizza, Cannes, Monaco … Da war das Geld schnell weg. Im Gegenteil, ich hatte sogar Schulden. Da musste natürlich mehr Geld her.« Herr Zietenbach sah mich direkt an, als ob er mich fragen wollte, ob ich den Zusammenhang begreife. »Zurückstecken wollte ich aber auch nicht. Ja, und dann kam mir irgendwann die Idee, dass ich doch so ganz alte Leute betreue und die ja auch einfach mal so sterben können in dem Alter. Mit neunzig ist das ja nicht so verwunderlich. Und ich überlegte, wer von meinen Patienten nach Geld aussah.« Wie um die Logik seiner Gedanken weiter zu erläutern, ergänzte er: »Alte Leute haben ja oft auch Bargeld zu Hause und misstrauen den Banken. Es gab natürlich auch arme Rentner und Rentnerinnen. Also da hätte ich jetzt nichts erwartet!« Sein Ton wurde an der Stelle etwas abfällig-nachsichtig. »Die habe ich für mich ausgeschlossen.« Er machte eine Pause. »Ich hatte mich auch total in eine Submariner von Rolex verguckt«, sagte er dann und begann, die verschiedenen Uhrenmodelle der Firma aufzuzählen. Er schweifte ein bisschen ab und schwärmte von dem Modell seiner Begierde. Wie um mich erneut auf Ebenbürtigkeit zu testen, meinte er: »Ich weiß nicht, ob Ihnen das jetzt etwas sagt.« Menschen mit so zugespitztem Geltungsbedürfnis, wie ich es bei Bernd Zietenbach fand, greifen häufig zu derlei vergewissernden Fragen, mit denen sie ihrem Gegenüber verdeutlichen wollen, sich des Umstandes bewusst zu sein, dass nicht jeder ihr Niveau hat, dass sie sich aber auch nicht unnötig in Erklärungen verschwenden wollen, wenn der andere ihnen ohnehin nicht folgen kann. Gleichzeitig ist damit auch die Hoffnung verbunden, Überlegenheit demonstrieren zu können. Der Kommunikationswunsch pendelt also zwischen der Inszenierung von Überlegenheit und Verbrüderung von Insidern. Er erzählte sonst alles klar, nüchtern, sachlich, ohne erkennbare Emotion, dabei im Kontakt stets mit der professionellen freundlichen Zugewandtheit von Menschen, die im Dienstleistungssektor tätig sind. Bernd Zietenbach gab einen Bericht ab, der gewissermaßen von der kompetenten Ermordung hochbetagter Senioren zur Finanzierung seines Lifestyles handelte. Er korrigierte manchmal seine Sitzposition auf dem nicht so bequemen Stuhl und blieb stets in einer Haltung, die eher an eine geschulte Person an einem Auskunftsschalter erinnerte.

»Wenn Sie sich bereits dazu entschlossen hatten, auch illegale Mittel anzuwenden, um an Geld zu kommen, und Sie eigentlich ja eher mehr Geld brauchten, warum haben Sie dann nicht einen – sagen wir – Banküberfall gemacht?« Mich interessierte die Struktur seiner Moral. Für Geld tun Menschen bekanntlich vieles, aber was waren seine Überlegungen, seine inneren Bewertungen gewesen, um sich letztlich für Mord zu entscheiden? Nicht, dass ich ihm mit der Frage nahelegen wollte, ein Banküberfall sei eine moralisch überlegene Lösung gewesen. Aber gelegentlich werden solche Delikte eben auch von Menschen begangen, die ihr Leben bisher nicht in Kriminalität verbracht haben, sondern durch diverse Umstände und Fehler in Geldnöte geraten sind, aus denen sie keinen Ausweg zu finden scheinen. Gab es eine äußere Drucksituation, die sein Handeln mit bestimmt hatte? Gab es eine Phase psychischer Labilität vor der Tatserie, einen Zusammenbruch in seiner Biografie, oder war es eine kriminell logische Überlegung gewesen, die immerhin einige Male zum Ziel führte?

»Also, so einen Banküberfall hätte ich mir nicht zugetraut. Da sind ja überall Kameras, und das ist alles hoch gesichert. Nee. Da hätte ich auch eine Waffe gebraucht, und die hatte ich ja nicht … Da sind Sie außerdem im öffentlichen Raum. Bei den alten Leuten war ich ja mit denen alleine. Ich habe mir eine Liste gemacht und mir überlegt, wie ich das machen würde. Ich wollte die Leute ja nur bewusstlos machen, denen das Geld wegnehmen und abhauen.«

Ich hielt ihm vor, er habe doch gerade eben gesagt, dass hochbetagte Leute auch mal einfach so sterben könnten.

»Ja, das hätte eben auch passieren können. Aber es war nicht meine Absicht.« Zietenbach versuchte mir nun darzulegen, dass er seine Opfer eigentlich nur bewusstlos habe machen wollen und die Todesfälle, drei an der Zahl, gewissermaßen Unglücksfälle waren.

Es würde Aufgabe des Gerichts sein, das zu bewerten, aber aus meiner sachverständigen Sicht war das nicht nachvollziehbar, schon gar nicht dreimal.

»Ich kaufte mir Wollhandschuhe, damit ich keine Spuren hinterlassen würde und den alten Leuten Mund und Nase zuhalten konnte.«

»Aber Sie als Krankenpfleger wissen doch sicher, dass allein schon das ein Risikofaktor ist, wenn Sie einem hochbetagten Menschen Mund und Nase zuhalten, dass er ...« Weiter kam ich nicht.

»Ja, nee. So klar war mir das nicht.«

»Aber Sie haben mir doch eben erzählt, dass Sie sich durchaus als kompetent angesehen haben, Medikamente bei Patienten zu verändern. Wie passt das denn jetzt zu Ihrer Berufserfahrung? Ich habe Sie da noch nicht ganz verstanden.«

»Also das ist schon richtig.« Bernd Zietenbach rutschte ein bisschen auf seinem Stuhl hin und her. »Kann sein, dass ich vielleicht den Tod in Kauf genommen habe, aber ich habe ihn nicht in jedem Falle beabsichtigt.« Er atmete tief durch und zeigte einen Anflug von Ungeduld, als ginge es hier jetzt um Spitzfindigkeiten.

»Wenn die Leute Sie mit Namen kannten, dann hätten die Sie doch als Täter beschreiben können, wenn sie am Leben geblieben wären«, gab ich zu bedenken und fügte an: »Ist ja dann im vierten Fall auch so gewesen. Außerdem haben Sie Ihre Opfer in eine möglichst natürliche Position gelegt, sodass der gewaltsame Tod erst mal gar nicht entdeckt wurde.«

»Ich hatte mir aber überlegt, dass die – wenn die wach werden – für verwirrt gehalten werden. Alte Leute haben ja oft das Gefühl, dass sie bestohlen wurden. Wer würde denen schon glauben?« Dann fügte er hinzu: »Außerdem … wissen Sie, im hohen Alter hat man alles gehabt und braucht nichts mehr. Ich würde nie einer jungen Mutter Geld am Bankautomaten wegnehmen. Die braucht das ja für ihre Familie und die Kinder. Aber die alten Menschen sind sparsam, bescheiden, kaufen sich nichts Neues mehr, bekommen jeden Monat ihre Rente, haben Erspartes, das sie nicht ausgeben …«

»Denken Sie, dass Ihnen das zustand?«

»Was heißt zustehen. Nein, natürlich nicht, aber ich habe es mir eben genommen.«

Bernd Zietenbach beeindruckte ohne Zweifel durch die konsequente Perfidie seines Plans bei gleichzeitig völlig geschäftsmäßiger Sachlichkeit, ohne im direkten Gesprächskontakt im psychiatrischen Sinne stumpf zu wirken. Er hatte sich den Tatplan gründlich überlegt. Und in der Tat ging sein Kalkül fast auf. Erst als Frau Cückelmann als viertes Opfer entgegen seinen Absichten eben nicht verstarb, sondern nur eine Zeit bewusstlos war und dann zu sich kam, konnte sie sehr klar beschreiben, dass Zietenbach zu Besuch gekommen war und mit grobem Nachdruck Geld eingefordert hatte. Ihre Tochter hatte sie allerdings wirklich zunächst für verwirrt gehalten und ihr keinen Glauben schenken wollen, ganz so, wie es sich Zietenbach ausgemalt hatte.

»In dem Moment habe ich den Tod gesehen. Ich bin überzeugt, der wollte mich umbringen«, sagte die resolute Zeugin später in der Gerichtsverhandlung. Ihre klare, nüchterne Analyse in Verbindung mit der leicht gebrochenen Stimme einer immer noch sehr rüstigen Dame hinterließ den Nachhall einer konzentrierten, betroffenen Stille im großen Gerichtssaal.

»Wie viel Geld haben Sie denn insgesamt erbeutet?«, fragte ich ihn. Zietenbach rechnete im Kopf nach. »Bei dem Schmiedkens ... 450, Braasmann 200 im Portemonnaie und – oh, das war viel – knapp 8000 im Schlafzimmer, Stoltemeier, da war fast nichts, ich glaube 100 DM, dann bei der Cückelmann 1000«, rechnete er vor. »Macht rund 9700 bis 9800 DM und beim Schmiedkens noch die goldene Taschenuhr.« Von dem Geld kaufte sich Bernd Zietenbach seine Submariner für rund 7000 DM, zahlte den Rest des Geldes auf ein zweites Modell an und bestellte zudem noch eine goldene Herrenuhr derselben Firma.

»Was sollte die goldene Uhr kosten?«

»Ungefähr 20 000 Mark. Ich hatte aber mit dem Laden, wo ich ja schon Stammkunde war, eine Ratenzahlung vereinbart. Jeden Monat 1600 Mark.«

»Wie wollten Sie denn die nächsten Raten zusammenbekommen?«, fragte ich.

Bernd Zietenbach schwieg, zog die Augenbrauen nach oben und blickte mich direkt an. Er seufzte. »Wissen Sie, im Grunde war mir schon klar, dass es irgendwann vielleicht auffallen würde. Aber es blieb auch meine Hoffnung, dass ich irgendwann genug Geld haben würde, um damit aufzuhören.« Dann traten ihm Tränen in die

Augen. Nach einer kleinen Pause fragte ich ihn, was ihn zu Tränen rühre.

»Was soll ich denn jetzt machen? Mein Leben ist doch kaputt.«

Was gab es nun in diesem Falle als forensische Psychiaterin und Sachverständige zu sagen? Zietenbach war ganz eindeutig nicht psychisch krank und auch nicht in seiner Intelligenzfunktion eingeschränkt. Er war nach allem, was er über sich und sein Denken sowie sein Handeln aussagte, ein sehr geltungsbedürftiger Mann. Schon in der Jugendzeit zeigte Bernd Zietenbach ein Geltungs- und Dominanzbedürfnis, das ihn von den Gleichaltrigen eher ausschloss. Seit seiner Kindheit hatte er das Gefühl, dass die geordneten Verhältnisse, in die er hineingeboren wurde, für ihn nicht ausreichend waren. Auf seine Eltern, die ihn großgezogen hatten, blickte er mit deutlicher Verachtung herab. Dabei zeigte er ein erhebliches Missverhältnis zwischen dem materiellen und gesellschaftlichen Erfolg, den er durch Anstrengung bereit war zu erarbeiten, und dem hedonistischen Prinzip rascher materieller Wunscherfüllung. Zietenbach war nicht vorbestraft, aber er war anmaßend. Das zeigte sich zum Beispiel in dem Umstand, dass er sich in Medikationsanordnungen schon während seiner Ausbildung so massiv einmischte, dass seine Lehrstelle bedroht erschien. Zuletzt verlor er seine Arbeit dadurch, dass er eigenmächtig eine ärztlich verordnete Medikation umänderte. Er pflegte Größenphantasien einer beruflichen Karriere, so zum Beispiel Pflegedirektor eines Universitätsklinikums zu werden, ohne ansatzweise dazu die qualifikatorischen und personalen Voraussetzungen zu haben. Führungsrolle und Dominanzgebaren verwechselte er gänzlich.

Seine mitmenschlichen Bindungen und Beziehungen waren sehr gering, und das stand vermeintlich im Gegensatz zu seinem formal zuvorkommend-selbstsicheren Auftreten. Eigentlich hatte Zietenbach keine emotionale Bindung, zu niemandem. Auch die Freundschaft zu der jungen Frau war rein oberflächlicher Natur. Mit ihr verband ihn menschlich eigentlich nichts, und auch sie konnte später in der Gerichtsverhandlung zu ihm als Mensch nichts sagen. Ihr Verhältnis bestand aus einer an gemeinsamen Vergnügungen orientierten Freizeitgestaltung. Da sie jung und hübsch war, passte sie gewissermaßen als Accessoire zu ihm. Er wiederum passte als Accessoire-Träger zu ihren noch sehr jugendlichen Vorstellungen von Erfolg und Wohlstand. Er war mit seinen Opfern völlig empathielos, zeigte keinerlei Mitgefühl oder Respekt vor ihnen. Die Leichtgläubigkeit der Senioren, ihr Vertrauensvorschuss, den sie ihm als bekanntes Gesicht entgegenbrachten, waren Bestandteil seines Tatplans gewesen. Im gesamten Gespräch waren sie für ihn nur die Geldbesitzer, die in seinen Augen mit ihrem Geld alt genug geworden waren und es ihm nun getrost überlassen konnten.

Ich legte dem Gericht die Merkmale einer narzisstischen Persönlichkeitsstörung dar, die am ehesten »erklärt«, wie Menschen solche Taten begehen können. Wie für jede Diagnose einer Persönlichkeitsstörung galt auch im vorliegenden Fall, dass die Muster des Denkens, inneren Erlebens, Verhaltens und der Beziehungsgestaltung zu anderen Menschen bis in die Jugendzeit zurückverfolgt werden können und dass daraus Beeinträchtigungen in sozialen, beruflichen oder anderen Bereichen des menschlichen Lebens auftreten. Ein ausgeprägter Narzissmus zeigt sich in dem Gefühl der eigenen Grandiosität und Wichtigkeit, in dem Bestreben, von anderen als überlegen anerkannt zu werden, ohne dass dies zwingend auf einer berechtigten Grundlage beruhen müsste. Die Menschen sind erfüllt von Phantasien des Glanzes, der Größe, der Berühmtheit, des Erfolges oder ihres Aussehens. Sie sind in Beziehungen ausbeuterisch und betrachten zwischenmenschliche Kontakte maßgeblich unter Kosten-Nutzen-Gesichtspunkten. Kennzeichnend sind ein Mangel an Empathie und eine Neigung zu überheblichem Verhalten. Nun gibt es viele Menschen, die das ein oder andere Quäntchen Narzissmus erkennen lassen, und daher sei an dieser Stelle erst einmal Entwarnung gegeben. In seiner gesunden Ausprägung befähigen narzisstische Eigenschaften den Menschen zu einem gesunden und positiven Selbstbewusstsein, zu Leistungsbereitschaft und Zielstrebigkeit, zu Verantwortungsübernahme und erfolgreicher Gestaltung ihres Lebens. Wie immer im Leben ist alles eine Frage der Dosis. Eine ausgeprägte Form des Narzissmus hingegen führt zu jener rücksichtslosen Egozentrik und exzessiver Selbstdarstellung, die im hier vorliegenden Fall den Nährboden für den Serienmord lieferte.

Warum werden Menschen so?, werden Sie fragen. Wie wir uns als Persönlichkeit entwickeln, ist immer eine Mischung aus Genetik, Milieuumständen, Erziehungseinflüssen und frühen Bindungserfahrungen. Im Elternhaus von Bernd Zietenbach ließen sich beim besten Willen keine Auffälligkeiten erfragen. Es gibt viele Theorien zur Entstehung narzisstischer Störungen. Einer solchen Theorie nach kann ein ausgeprägter Narzissmus durch mangelnde Zuwendung der primären Bezugsperson resultieren oder auch dadurch, dass die Eltern unbewusst ihr Kind nicht um seiner selbst willen lieben, sondern sich damit glorifizieren. Alice Miller hat 1978 in ihrem bekannten Buch *Das Drama des begabten Kindes* diesen Mechanismus beschrieben. Ein verhaltenstheoretisches Modell geht davon aus, dass die Eltern ihre Kinder zu sehr verwöhnen und sie unverhältnismäßig belohnen und belobigen, obwohl die Kinder nur minimale Anstrengungsbereitschaft zeigen. So entwickelt sich eine pathologische Anspruchshaltung, die weit über dem wirklichkeitsnahen Maß liegt.

Im Grunde liegt dem nach außen getragenen überbordenden Selbstwertgefühl eine tiefe Verunsicherung zugrunde. Im Inneren seines Herzens treibt den Narzissten die Sorge und Selbstsicht um, dass er eigentlich ein Nichts ist, eigentlich unterlegen, eigentlich nicht schön genug, nicht klug genug, nicht erfolgreich genug. Alle Anstrengungen zielen darauf ab, sich von diesen Selbstwertschwankungen zu befreien, sich vor ihnen zu schützen. Daher ist der Narzisst auch immer auf Zuspruch von außen angewiesen. »Spieglein, Spieglein an der Wand, wer ist die Schönste im ganzen Land«, heißt es in Schneewittchen. Besser kann man es nicht auf den Punkt bringen, als es die grimmschen Märchen hiermit getan haben.

Hatte Bernd Zietenbach gewissermaßen eine krankhafte Überdosis von Narzissmus? Eine Überdosis könnte man es nennen, aber in unserem Rechtssystem muss eine Persönlichkeitsstörung ein ganz besonders schweres Ausmaß sozialer Beeinträchtigung bewirken, damit sie überhaupt zu einer Schuldminderung führen kann. Bernd Zietenbach war in der Lage gewesen, in vielen Bereichen ein formal geordnetes Leben zu führen wie Millionen anderer Menschen auch. Er entschied sich aber aus Geltungsdrang, ein Scheinleben parallel zu führen. Geltungsdrang kann Taten erklären, von gefälschten wissenschaftlichen Untersuchungen bis hin zu Gewaltdelikten, aber Geltungsdrang ist eine zugespitzte Persönlichkeitseigenschaft, keine psychische Krankheit. Bernd Zietenbach, der jahrelang zusätzlich durch Arbeit Geld verdient hat, wäre auch in der Lage gewesen, sich weiterhin für einen legalen Weg des Gelderwerbs zu entscheiden. Dann hätte er sich auch Uhren kaufen können, vielleicht keine goldene und die anderen nicht alle auf einmal. Es gab keine psychische Störung, die erklärt hätte, dass Bernd Zietenbach quasi in den diversen Tatsituationen nicht anders hätte handeln können.

Bernd Zietenbach wurde wegen Mordes in drei Fällen und wegen versuchten Mordes zu einer lebenslangen Freiheitsstrafe verurteilt. Die besondere Schwere der Schuld wurde festgestellt.

Es war in diesem vorliegenden Fall eindeutig, dass Bernd Zietenbach aus psychiatrischer Sicht voll schuldfähig war. Die Taten resultierten aus einer Persönlichkeitsstörung, ohne dass hierdurch die Steuerungsfähigkeit in irgendeiner Weise beeinträchtigt gewesen war. Und über die Einsicht in das Böse seines Tuns verfügte der examinierte Krankenpfleger alle Male. Insofern kam Bernd Zietenbach in eine Justizvollzugsanstalt. Ein Patient für eine Forensische Psychiatrie war er eindeutig nicht.

Totgeschwiegen

Hedwig Grotebaum war wie jeden Morgen als Erste aufgestanden, um ein kleines Frühstück vorzubereiten, bevor sie und ihre Tochter Tanja das Haus verließen. Sie
war mit ihren Verrichtungen in der Küche gerade fertig,
als sie bemerkte, dass sich im Obergeschoss nichts rührte.
Um ihre Tochter zu wecken, die offenbar verschlafen
hatte, ging sie die Treppe nach oben, trat an die Zimmer-
tür und klopfte.

»Tanja, wach auf! Ist schon spät!«

Nichts tat sich. Sie drückte die Klinke hinunter, aber
die Tür war verschlossen. Sie klopfte noch einmal lauter
und wiederholte ihren Weckruf. Dann hörte sie ein
Schlurfen, der Schlüssel im Schloss wurde umgedreht,
und Tanja öffnete langsam die Tür. Hedwig Grotebaum
blickte in das kreidebleiche Gesicht ihrer Tochter, die
sich am Türrahmen festhielt.

»Tanja, was ist mit dir? Ist dir nicht gut?«

»Doch, geht schon. Ich komme gleich«, antwortete sie.

Hedwig Grotebaum blickte über die Schulter ihrer
Tochter hinweg in deren Zimmer und erschrak. Auf dem
hellbeigen Teppichboden war unverkennbar ein riesiger
Blutfleck zu erkennen.

»Tanja! Du hast doch nicht etwa wieder ein Kind geboren!«, brachte sie mit vorwurfsvollem Ton hervor.

»Nein, hab ich nicht. Ich hab doch gesagt, ich komme gleich«, wiegelte Tanja ab, aber Hedwig Grotebaum nahm ihre Tochter am Arm und führte sie in ihr Zimmer zurück, um dem ungeheuerlichen Verdacht auf den Grund zu gehen.

»Was ist das?«, fragte sie mit Blick auf den Blutfleck. Als Tanja unbeteiligt mit den Schultern zuckte, lief Hedwig Grotebaum zum Wandschrank und fand in dem Plastikkorb, in dem sonst Schmutzwäsche gesammelt wurde, ein längliches Bündel aus ineinandergewickelten Handtüchern und einem Bettbezug. Sie nahm den Plastikkorb heraus, kniete sich hin, befühlte das Stoffbündel und wickelte es auf. Ihr Blick fiel auf einen neugeborenen Jungen, der noch mit Käseschmiere bedeckt und dessen Nabelschnur eine Handbreit vom Körper entfernt durchtrennt worden war. Das Kind war kühl und ganz augenscheinlich tot. Tanja stand derweil im Raum und sagte auf den anklagenden Blick der Mutter hin nur: »Ich weiß auch nicht.«

Das Schweigen zog sich hin, dann stand Hedwig Grotebaum auf und rief die Polizei.

Als diese kam, zeigte sie, was sie im Zimmer der Tochter entdeckt hatte.

Es folgten ausführliche Befragungen der Mutter und die Vernehmung von Tanja Grotebaum, nachdem diese zunächst mit einer Rechtsanwältin hatte sprechen können.

Wie sich herausstellte, arbeitete Hedwig Grotebaum als Kindergärtnerin. Ihre älteste Tochter Cordula studierte Biologie, war aber derzeit zu einem Praktikum in Kiel. Tanja war mit ihren 20 Jahren die Jüngste, machte eine Ausbildung zur Einzelhandelskauffrau und wohnte ebenfalls noch zu Hause. Karl Grotebaum, der Vater, war als Ingenieur immer schon viel aushäusig gewesen und lebte zurzeit wegen einer deutlich jüngeren Freundin von seiner Frau getrennt.

Hedwig Grotebaum berichtete weiterhin, dass ihre Tochter schon einmal ein Kind daheim geboren hatte. »Das war im Januar vor zwei Jahren«, erzählte sie. »Tanja war bei der Arbeit. Ich hab damals die Wäsche eingesammelt und in ihrem Wandschrank ein totes Mädchen entdeckt. Wir hatten gar nicht gewusst, dass sie schwanger war, diesmal auch nicht. Gesagt hat sie uns nichts!« Dann fügte sie hinzu: »Nur unsere Cordula, die hat schon beim ersten Mal den Eindruck gehabt, die Tanja wäre schwanger. So wie jetzt auch. Ich hab Tanja daraufhin gefragt, aber sie hat immer behauptet, das wär' sie nicht.«

Tanja bestätigte in ihrer Vernehmung die Angaben ihrer Mutter. »Ich wurde damals völlig von der Geburt überrascht. Ich musste zur Toilette, und da war dann plötzlich das Kind da. Ich dachte: Wo kommt das denn jetzt her? Ein Mädchen. Ich konnte gar nichts damit anfangen. Ich habe es dann genommen und in den Schrank gelegt. Ich dachte, es wär' tot.« Jetzt habe sie erneut »überraschend« ein Kind bekommen. »Ich war wieder schwanger, aber ich wollte es nicht wahrhaben. Ich hab mir solche Vorwürfe gemacht. Das kann doch nicht sein, dass mir das wieder passiert!, habe ich mir gedacht. Dann habe ich mich damit nicht mehr befasst. Ja, und gestern Abend war es so weit. Das Kind war aber nicht sofort tot. Das hat so komisch geschrien. Ich hab dann ein Kissen draufgehalten, bis es ruhig war.«

Ich hatte den Auftrag, die 20 Jahre alte Tanja Grotebaum zur Frage der Schuldfähigkeit zu untersuchen, denn aus dem Gesamtzusammenhang der Ereignisse lag es nahe zu überprüfen, ob bei der jungen Kindsmutter eine psychische Krankheit oder eine bedeutsame Fehlentwicklung der Persönlichkeit vorlag, die womöglich eine Erklärung für das Nichtversorgen der Kinder nach der Geburt bot. Der Tatvorwurf lautete Totschlag.

Die Ermittlungsakte, die einige Tage später auf meinem Tisch lag, enthielt neben den Vernehmungsprotokollen von Mutter und Tochter noch Protokolle über die Befragung des Vaters und der Schwester Cordula. Karl Grotebaum gab an, dass er zurzeit zu seiner Familie nur sehr wenig Kontakt habe, da er jetzt in einer anderen Beziehung lebe. Er habe Tanja zuletzt vor drei Monaten gesehen, da sei ihm nichts aufgefallen. »Ich muss aber zugeben, damals, also 1998, ist mir auch nichts aufgefallen. Ich war völlig geschockt, als meine Frau mich anrief und sagte, sie hätte in Tanjas Zimmer ein totes Kind gefunden. Auch damals hat unsere Tochter nicht gesagt, dass sie schwanger ist, auch nicht zu meiner Frau.«

Eine Fotomappe zeigte das Reihenhaus der Familie, das Zimmer von Tanja Grotebaum und Fotos von den blutigen Handtüchern und dem toten Kind. Die rechtsmedizinische Untersuchung ergab, dass das Kind lebend geboren wurde und lebensfähig gewesen wäre.

Drei Fragen interessierten mich beim Lesen der Akte besonders: Wie ist es möglich, dass die Mutter mit ihren zwei Töchtern gemeinsam unter einem Dach lebt und zwei Schwangerschaften ihrer jüngsten Tochter nicht bemerkt? Warum entwickelte Tanja Grotebaum so nachhaltig keinerlei Bezug zu den Kindern, die in ihr heranwuchsen? Und wie kann es sein, dass sich nach dem ersten

Fund der Kindsleiche das ganze Elend noch einmal wiederholte?

Die Fotos von Tanjas Zimmer zeigten einen hellen, freundlich gestalteten Raum eines Mädchens an der Grenze zur jungen Frau. Es gab eine kleine Sitzecke mit Sesseln und einem Couchtisch, den besagten Wandschrank, auf dessen Tür in Höhe des Gesichts ein Spiegel mit breitem Dekorrahmen gehängt war, ein Bett, einen kleinen Schreibtisch, ein Sideboard mit Fernseher und ein paar Dekorationsgegenstände. Die äußeren Verhältnisse der Grotebaums wirkten geordnet, es war keinerlei Anflug von Verwahrlosung oder sozialer Not zu erkennen.

Als ich Tanja schließlich aufsuchte, traf ich auf eine sehr schlanke, gepflegte junge Frau mit zarten Händen, weichen, noch sehr jungen Gesichtszügen, die mehr denen eines Mädchens glichen als jenen einer Frau. Ihre Haut war fast ein wenig durchscheinend, und sie sprach mit leiser Stimme, klang aber dabei durchaus nachdrücklich und unterschwellig fast durchgängig vorwurfsvoll. Dabei rang sie immer wieder mit ihren Fingern, die sie in den Saum ihres weiten Pullovers einwickelte. Auch machte sie sich große Vorwürfe.

»Vielleicht wäre es besser, wenn ich tot wäre. Im Grunde habe ich doch gar nicht verdient zu leben, nach dem, was ich getan habe. Ich frage mich, ob ich meiner Familie überhaupt fehlen würde?«

Sie berichtete, dass beide Eltern aus Hamburg stammten, die Großeltern mütterlicherseits Apotheker waren und es zu einem gewissen Wohlstand gebracht hatten. Der Vater kam aus einfachen Verhältnissen, hatte sich hochgearbeitet und war Ingenieur geworden.

»Meiner Oma war mein Vater nie gut genug. Sie hätte

sich für unsere Familie einen Arzt oder einen Rechtsanwalt gewünscht oder eine Heirat in eine gute Kaufmannsfamilie.« Dennoch heirateten die Eltern 1975, und zwei Jahre später wurde die erste Tochter Cordula geboren. Drei Jahre darauf folgte Tanja.

»Als ich in der Grundschule war, bekam ich schon mit, dass die Ehe meiner Eltern nicht gut war. Es war bei uns sowieso anders als bei anderen Kindern zu Hause. Bei uns daheim wurde kaum geredet. Meine Mutter und mein Vater schwiegen sich die ganze Zeit an. Es war so eine beklemmende Stimmung. Ich habe auch nie gesehen, dass die sich in den Arm genommen hätten. Bei den Eltern meiner Freundinnen war es …«, Tanja Grotebaum suchte nach dem passenden Wort, »… war es warmherziger, irgendwie war alles natürlicher. Bei uns wurde immer auf das Äußere geachtet, wir hatten alles, wir hatten genug zu essen, wir hatten genug Kleidung, es musste immer alles ordentlich sein … Aber es gab so wenig Gefühl bei uns.« Als sie ungefähr zehn Jahre alt gewesen war, habe sie zufällig eines Abends ein Streitgespräch der Eltern belauscht, bei dem die Mutter geweint hätte. »Da ging es darum, dass mein Vater ein Verhältnis mit einer anderen Frau hatte. Das war dann aber wohl auch wieder zu Ende. Jetzt hat er seit einigen Jahren eine Freundin, die zehn Jahre jünger ist als meine Mutter. Ich glaub aber nicht, dass meine Eltern sich wirklich scheiden lassen. Das wäre ja gegen das äußere Bild.« Dann sagte sie einen zentralen Satz, den sie später im Gespräch noch oft wiederholen sollte. »Es wird lieber alles totgeschwiegen.« Das »Totschweigen« war der eigentliche Kommunikationsstil aller Familienmitglieder, und das »Totschweigen« war auch zu ihrem eigenen Kommunikationsstil geworden. Die Eltern lebten nebeneinander her, Karl Grotebaum hatte offenbar immer wieder das Bedürfnis, Beziehungen zu anderen Frauen anzufangen, weil er in seiner Ehe nicht das zu finden schien, was er suchte. Hedwig Grotebaum hielt an der Ehe mit ihrem Mann fest, auch wenn sie mit ihm unglücklich war, wobei hinter dem Unglück auch eine Unzufriedenheit mit dem gesellschaftlichen Status zu stehen schien, mit dem sie wiederum die Erwartung ihrer Eltern nicht erfüllte.

»Für unsere Eltern war es wichtig, dass wir so Vorzeigetöchter waren. Wir mussten immer brav sein, immer adrett. Cordula ist ja auch mehr zum Vorzeigen als ich. Sie ist hübscher, viel schlauer, kann Klavier spielen. Sie studiert … Ich habe ja nur Realschulabschluss, bin auch nicht so ehrgeizig. Ich kann eigentlich nichts so richtig gut. *Guck mal, wie schön die Cordula das macht,* hat meine Mutter dauernd gesagt. Sie meinte wohl, dass sie mich damit anspornen könnte, aber mich hat das immer nur gekränkt.«

Bestraft wurden beide Töchter bei Missbilligung dadurch, dass Mutter und Vater mit ihnen längere Zeit nicht sprachen. »Das konnte schon mal zwei, drei Tage dauern. Es ging zwar nach außen alles so weiter, aber dann war es eben noch stiller. Irgendwie schien das aber auch nicht zu stören.«

Auf jeden Fall zeigte sich schon bald im Gespräch, dass für Tanja Grotebaum Ablehnung und Unwichtigkeit zentrale Lebensthemen waren. »Ich habe mich zu keinem Zeitpunkt zu Hause geborgen gefühlt. Mit meinen Eltern kann ich einfach nicht reden.«

Tanja Grotebaum wurde mit sieben Jahren eingeschult. »Ich war mit sechs noch zu verträumt.« Sie besuchte nach der Grundschule die Realschule, machte dort ihren Abschluss mit mittelmäßigen Noten und wusste erst nicht, was sie beruflich machen sollte. Ihren Eltern gaukelte sie eine Zeit lang vor, sie jobbe als Aushilfe in einem Kaufhaus, aber in Wahrheit verließ sie morgens das Haus und kehrte, als die Mutter zu ihrer Arbeit ging, heimlich nach Hause zurück und versteckte sich wochenlang über die jeweiligen Stunden des Tages hinweg in einem kleinen Kellerraum im Elternhaus. »Ich wusste einfach nicht, was ich machen sollte. Ich war mir nicht sicher, was ich wirklich wollte, und ich hatte auch keinen, mit dem ich sprechen konnte. Meine Eltern machten immer nur Druck. *Die Cordula wusste in deinem Alter schon, dass sie Biologie studieren will ...* Ich konnte mich der Situation irgendwie nicht stellen. Eines Tages war mir klar, dass ich ja nicht im Keller hocken bleiben kann, und da habe ich mich entschlossen, Einzelhandelskauffrau zu lernen.« Wieder fiel mir in ihrer Schilderung die deutliche, unausgesprochene Aggressivität auf, verbunden mit einer Hilflosigkeit, in der sich Tanja Grotebaum fest eingerichtet zu haben schien.

»Was hätten Sie denn von Ihren Eltern erwartet?«, hakte ich nach.

»Dass die sich kümmern!«

»Und wie hätten sie sich kümmern sollen, um was?«, wollte ich wissen.

»Die hätten sich auch mal mit mir zusammensetzen und über meine Ausbildung sprechen können. Die hätten mich mehr ermuntern und bestärken sollen. Ich hab ja ständig das Gefühl gehabt, dass ich nichts kann. Und meine Mutter hat immer nur gesagt, wenn ich mich nicht mehr anstrenge, dann bleibt nur Verkäuferin. Das ist ja jetzt auch so.«

»Und wie ist Ihr Beruf für Sie?«

»Och, das geht ganz gut. Ich bin ja freundlich, ich

habe Geduld mit den Kunden. Das macht schon auch Spaß.«

Mit zwölf Jahren kam Tanja Grotebaum in die Pubertät, mit 15 Jahren hatte sie ihren ersten Freund, einen Klassenkameraden, der sie anhimmelte. »Den hatte ich aber nicht lange, weil ich damit nichts anfangen konnte, dass der mich so toll fand. Irgendwie dachte ich, das bin ich gar nicht wert.« Eine sexuelle Beziehung war dies jedoch noch nicht. »Das kam auch gar nicht infrage. Und meine Eltern sahen das gar nicht gern, dass ich einen Freund hatte! Ich sollte mich mal lieber um die Schule kümmern und bloß nicht mit einem Kind ankommen.« Den nächsten Freund hatte sie anderthalb Jahre später. Mit einer Schulfreundin besuchte sie eine Diskothek, wo sie auf Ahmad traf, einen 20 Jahre alten Hamburger tunesischer Herkunft, der ein paar Jahre zuvor wegen Betäubungsmitteldelikten in Jugendhaft gesessen hatte. Ahmad konsumierte selbst Drogen, vornehmlich Kokain, dealte aber vor allem und verdiente sich so Geld zu seinem Job an einer Tankstelle hinzu. Ahmad gefiel ihr vom Äußeren her. »Ich stehe mehr so auf orientalische Typen«, sagte sie. Was die Akzeptanz dieser Freundschaft anging, waren sich die Eltern von Ahmad und Tanja einig, ohne je miteinander gesprochen zu haben: Tanja Grotebaum kam für Ahmads Eltern nicht in Betracht, und Karl und Hedwig Grotebaum missbilligten den Umgang ihrer Tochter deutlich, wobei sie von der Vorstrafe gar nichts wussten. Ihnen reichte schon, dass der junge Mann an einer Tankstelle jobbte und einen anderen kulturellen Hintergrund hatte. Da sich Hedwig Grotebaum auch keine Mühe gab, formale Freundlichkeit einzuhalten, sondern Ahmad mit distanzierter Hochnäsigkeit begegnete, trafen sich Tanja und Ahmad in der

Wohnung eines seiner Freunde. Drogen nahm Tanja Grotebaum nie.

»Nein, das habe ich immer abgelehnt. Ich fand auch nicht gut, dass Ahmad Drogen nahm, obwohl, wenn ich mit ihm zusammen war, war das nie so viel.« Ahmad hingegen hatte seine Freundin bald gut unter Kontrolle. Er lieh sich wiederholt Geld von ihr, zahlte die geliehenen Beträge aber nie zurück und fing schließlich an, seine Freundin zu ohrfeigen, wenn sie ihm allzu fordernd oder eigenwillig erschien. Tanja Grotebaum blieb dennoch bei ihm.

»Hatten Sie denn nie die Idee, ihn zu verlassen?«

»Ich weiß nicht. Eigentlich nicht. Ich war ja froh, dass ich jemanden hatte, auch wenn er nicht gut zu mir war. Aber ich war ja auch … Also, ich hätte gar nicht damit umgehen können, wenn mich jemand besser behandelt hätte.«

»Wie haben Ahmad und Sie es denn mit der Verhütung gehalten?«

»Ich habe nicht verhütet. Ich habe immer gedacht, ich werde nicht schwanger. Schon von Anfang an. Ich konnte mir das gar nicht vorstellen.« Ich fragte weiter nach. »Nein, ich habe mir darüber wirklich keine Gedanken gemacht.« Ahmad hielt das genauso. »Das durfte gar nicht sein. Das hätte zu Hause ein Unglück gegeben.«

»Was für ein Unglück?«

»Ich weiß nicht … Das wäre gar nicht auszudenken gewesen. Meine Eltern hätten mich rausgeworfen. Die wären außer sich gewesen.«

»Was wäre dann gewesen, wenn Ihre Eltern Sie rausgeworfen hätten?«

»Ja, wohin hätte ich denn gehen sollen? Ich habe doch sonst niemanden. Zu Ahmads Eltern hätte ich ja auch nicht gekonnt.« Sie schwieg kurz und blickte vor sich, in ihren Schoß. »Nein, das wäre nicht gegangen.«

»Wann haben Sie denn zum ersten Mal bemerkt, dass Sie schwanger sind?«

»Erst mal lange Zeit gar nicht. Mir war am Anfang übel, da dachte ich, ich habe etwas am Magen. Das ging dann weg. Ich wurde ja auch nicht wirklich dicker oder so … Ich hab nur wenig zugenommen. Da dachte ich, ich esse vielleicht zu viel Wurst und Brot, das macht ja dick. Ich habe außerdem mehr Süßes gegessen, und davon hätte das ja auch kommen können. An eine Schwangerschaft habe ich gar nicht gedacht. Ich hatte auch meine Blutung weiter.«

»Und wann haben Sie erstmals den Gedanken gehabt, Sie könnten womöglich schwanger sein?«

Tanja Grotebaum überlegte. »Ungefähr acht Wochen vor der Geburt. Da kam mir das so in den Kopf, und dann dachte ich mir: Nein, nein, nein!« Sie schüttelte energisch den Kopf und kniff dabei die Augen fest zu. »Das kann nicht, das darf nicht, das ist nicht. Schluss.« Ihre Stimme wurde etwas kräftiger. Sie habe den Gedanken sofort so stark beiseitegeschoben, dass sie sich nicht mehr weiter mit dem Thema habe befassen müssen. »Das habe ich, glaube ich, von meiner Familie. Probleme werden weggeschoben, dann gibt es sie nicht. Das ist bei mir auch so. Wenn etwas unangenehm ist, dann kann ich das so gut ausblenden, dass es für mich wirklich weg ist.«

Ich erinnerte sie daran, dass schon bei der ersten Schwangerschaft ihre Schwester etwas bemerkt habe.

»Cordula hat mich eines Abends direkt gefragt. Spinnst du?, habe ich da gesagt.«

»Wie ging es Ihnen denn damit, dass Ihre Schwester Sie ansprach?«

Tanja Grotebaum seufzte und schwieg eine Weile. Wieder blickte sie auf ihre ineinander verschränkten Hände. »Erst habe ich mich total erschrocken. Und dann war es so ein Hin und Her in mir. Für mich war es so, dass ich nicht schwanger war, und damit Schluss. Also habe ich Nein gesagt. Und trotzdem hat sich irgendetwas in mir nach Unterstützung gesehnt.«

»Wie hätte die denn aussehen sollen?«

»Also, die hätten einfach alle viel mehr nachfragen müssen! Die hätten mich an die Hand nehmen und mit mir zum Frauenarzt gehen sollen. Aber das hat keiner getan.« Wieder war in dieser leisen Stimme ein deutlicher Vorwurf zu hören.

»Und hätte die Ansprache Ihrer Schwester nicht eine Tür öffnen können?«

»Irgendwas in mir hat das unmöglich gemacht. Es ging nicht.«

»Aber wie hätte Ihre Familie Sie dann zum Arzt bekommen?«

»Die hätten mich einfach an die Hand nehmen sollen und sagen sollen: So – wir gehen da jetzt hin!«

Mir schoss durch den Kopf, dass das Ablegen des ersten Kindes eine symbolische Abstrafung der Familie, vor allem der Eltern, gewesen sein könnte. Das unausgesprochene Motto dazu könnte lauten: Seht her, das habt ihr jetzt davon, dass ihr euch nicht gekümmert habt! Das werdende Kind konnte übersehen werden und wurde übersehen, das tote Neugeborene würde man im Hause jedoch nicht lange übersehen können, schon gar nicht an einer Stelle, von der Tanja wusste, dass ihre Mutter dort regelmäßig die Schmutzwäsche einsammelte. Es sollte also gefunden werden.

Als Nächstes schilderte Tanja Grotebaum, wie sie von

ihrer ersten Schwangerschaft zum Zeitpunkt der Geburt im Januar 1998 überrascht worden war. Sie bekam »Darmkrämpfe« und ging zur Toilette. Als sie von der Toilette aufstand, merkte sie, dass etwas dabei war, aus ihr herauszufallen. Sie gebar binnen weniger Minuten ein lebensfähiges Mädchen.

»Ich sah diesen Klumpen Fleisch, ich sah dieses komische Kind, was da plötzlich unter mir auf dem Boden im Bad lag, und dachte: Wo kommt das jetzt her? Es schrie auch gar nicht. Es war total stumm. Ich dachte, das ist tot.«

Tanja Grotebaum blieb damals noch einige Zeit im Bad, wartete die Nachgeburt ab, reinigte die Fliesen, wickelte das Kind in zwei große Badetücher ein und legte dieses befremdliche, ungebetene Geschenk in ihren Schrank. Am nächsten Tag ging sie wie gewohnt zur Arbeit.

Wie in solchen Fällen immer wieder zu erfahren ist, hatte Tanja Grotebaum mit ihrem Freund noch bis wenige Tage vor der Geburt Sex, ohne dass der Freund ernstlich Notiz von ihrem Zustand genommen hatte.

»Was war denn mit Ahmad?«, wollte ich wissen.

»Der hat immer mal geschimpft, dass ich so fett wäre, aber sonst war nichts.«

Damals war ein Strafverfahren eingestellt worden. Man ging davon aus, letztlich nicht ausschließen zu können, dass das Kind kurz nach der Geburt an einem plötzlichen Kindstod verstorben war.

»Und wie gingen Ihre Eltern später mit diesem Ereignis um?«

»Das war dann kein Thema mehr.«

Zwei Jahre später wiederholte sich das ganze Unglück. Wieder wurde Tanja von Ahmad schwanger. Jetzt bemerkte sie die Schwangerschaft etwas früher. »Ungefähr im fünften Monat«, sagte sie. »Und dann habe ich innerlich so mit mir geschimpft und habe mir gesagt: Das kann doch jetzt nicht wahr sein. Das ist doch nicht möglich! Wie blöd bin ich denn?« Und wieder kniff sie die Augen zusammen und warf den Kopf hin und her. Die Geste spiegelte, was in ihr vorging: Sie weigerte sich, das zu sehen, wovor die Augen zu verschließen im Grunde kaum möglich war.

»Und dann? Jetzt wussten Sie doch, dass Sie ein Kind erwarten?«

»Ich habe es wieder weggedrängt. Ich habe mir gesagt, das ist nicht so. Das bilde ich mir nur ein. Das kann gar nicht wahr sein. Also ist es nicht so.«

»Die ganzen restlichen Monate?«, fragte ich nach.

»Ab und zu kam der Gedanke in mir hoch, und da habe ich überlegt, ob ich es in eine Babyklappe legen soll. Aber dann habe ich mir sofort gesagt: Nein, ich bin doch gar nicht schwanger.«

Ahmad, der weiterhin von seiner Freundin Geld einforderte und sie zudem ohrfeigte und beschimpfte, reagierte wieder nicht auf die Schwangerschaft.

»Und Ihre Mutter?«

»›Du bist doch nicht etwa schwanger‹, hat sie mich gefragt. Es war keine richtige Frage, vielmehr eine Ermahnung, fast eine Drohung. Ich habe ihr gesagt, dass ich das nicht bin.«

Ihre Schwester hingegen hatte dieses Mal die Mutter deutlich darauf hingewiesen, dass sie Tanja für hochschwanger halte, aber die Mutter begnügte sich mit Tanjas Antwort, und Karl Grotebaum hatte sich längst sozial aus der Familie entfernt. Schließlich kam der Zeitpunkt der Geburt, und wieder war Tanja überrascht von den Vorgängen, nur dass das Kind diesmal schrie und sie sich genötigt sah, dem Jungen, den sie geboren hatte, ein Kissen auf das Gesicht zu drücken, bis er still war. Sie schnitt mit einer Papierschere die Nabelschnur durch, wickelte das Kind wiederum in Wäsche ein und deponierte es im Schrank.

Ich fragte sie, ob sie jemals Befehle fremder Stimmen gehört habe, aber das verneinte sie klar. Sie habe nur mit sich selbst geschimpft. Es sei nie eine fremde Stimme in ihrem Kopf gewesen.

Auf meine neuerliche Frage, ob sie sich denn niemandem habe mitteilen können, sagte sie: »Hätte ich mit meinen Eltern über die Schwangerschaften geredet, dann wäre ja damit eine Tatsache geschaffen worden. Dann hätten alle gewusst, dass ich ein Kind erwarte, ich auch. So konnte ich das aber einfach beiseitedrücken und ausblenden. Vielleicht hätte ich mich ja sogar ein bisschen gefreut. Stattdessen habe ich beide Kinder totgeschwiegen …« Dann fing sie bitterlich an zu weinen.

Bei Tanja Grotebaum wurde eine sehr ausgeprägte kombinierte Persönlichkeitsstörung mit selbstunsicherabhängigen Zügen festgestellt. Die Struktur ihrer Persönlichkeit zeigte deutlich Borderline-artige Züge mit ihrem ausgeprägten Selbsthass und ihrer Selbstschädigung, deren Ausdruck auch die beiden verleugneten Schwangerschaften waren.

In der Gerichtsverhandlung gab die Mutter eine aufschlussreiche Antwort auf die Frage des vorsitzenden Richters. »Ihre Tochter hat uns erzählt, es wäre zu Hause ein großes Unglück gewesen, wenn sie schwanger geworden wäre. Stimmt das, oder ist das die Sichtweise Ihrer Tochter.«

Da platzte es aus der Mutter heraus: »Das wäre eine Katastrophe gewesen!«

Dass die Geburt eines Kindes eine »Katastrophe« bedeutet, ist ein Zeichen dafür, wie wenig Raum das Lebendige in dieser Familie hatte. In einem über die Alltagsebene der vermeintlichen Blamage vor der Nachbarschaft hinausgehenden Sinne offenbart sich in der Antwort ein gestörter Bezug zum Prinzip des Lebendigen selbst. Die Geburt eines Kindes kann unter katastrophalen Umständen erfolgen. Wir wissen, dass das auf unserer Welt bis heute leider viel zu häufig der Fall ist. Die Geburt eines Kindes an sich kann aber kaum eine Katastrophe sein, denn ein Neugeborenes ist stets Ausdruck des Lebens, während der Begriff der Katastrophe immer dann gebraucht wird, wenn Leben bedroht oder sinnlos ausgelöscht wird. Kriege sind Katastrophen, Flugzeugabstürze, Schiffshavarien, Erdbeben. Ein neugeborenes Leben aber ist ein Symbol für das genaue Gegenteil. Wo eine Geburt zur Katastrophe erklärt wird, stimmt etwas mit dem Beziehungsgefüge nicht, in dem die Mutter leben muss.

Tanja Grotebaum wurde vom Gericht wegen Totschlags in zwei Fällen, begangen im Zustand erheblich verminderter Schuldfähigkeit, zu einer Freiheitsstrafe von zwei Jahren verurteilt und die Vollstreckung zur Bewährung ausgesetzt. Noch vor Beginn der Gerichtsverhandlung hatte sie sich entschieden, sich sterilisieren zu lassen, damit sie sichergehen konnte, nie wieder schwanger zu werden.

Zwei Jahre Freiheitsstrafe, deren Vollstreckung zur Bewährung ausgesetzt wurde. Zudem wurde Tanja Grotebaum aufgegeben, sich in psychotherapeutische Behandlung zu begeben. Ist das zu wenig? Löst das Empörung aus? Oder ist es menschlich weise?

Untersuchungen zum Strafmaß bei sogenannten Neonatiziden, also der Tötung von Neugeborenen durch die Kindsmutter binnen der ersten 24 Stunden, zufolge werden in 40 Prozent der abgeurteilten Fälle Freiheitsstrafen bis zu zwei Jahren verhängt, wobei die Vollstreckung entsprechend zur Bewährung ausgesetzt werden kann. Im Regelfall werden die Taten als Totschlag bewertet, häufig sogar in einem minderschweren Fall.

Im vorliegenden Fall ließen sich keine Anhaltspunkte für eine weitere Gefährlichkeit finden. Das Gericht bewertete in seiner Urteilsbegründung sehr ausführlich das problematische Familienklima als strafmildernden Umstand. Von Ahmad trennte Tanja Grotebaum sich.

Fälle wie der von Tanja Grotebaum werfen immer wieder die Frage auf, wie es möglich ist, dass eine Frau ihre Schwangerschaft so erfolgreich verheimlichen kann, noch dazu, wenn sie in einer Familie lebt, wenn sie sogar einen Partner hat. Wie lässt sich eine Schwangerschaft verdrängen? Wie kann es passieren, dass sich die ganze Tragik noch dazu wiederholt? Wie ist das tiefgreifend gestörte Verhältnis von Tanja zu sich und ihrem Körper zu erklären, und warum sucht sie sich einen Mann, mit dem sie Jahre zusammenbleibt, obwohl er sie schlecht behandelt?

Wie bei dem Phänomen der verleugneten bzw. verheimlichten Schwangerschaften üblich, suchte Tanja Grotebaum niemals einen Gynäkologen oder einen anderen Arzt auf, der ihre Schwangerschaft hätte offiziell feststellen können. Sie nahm an keinen Vorsorgeuntersuchungen teil, besuchte keine Kurse zur Schwangerschaftsvorbereitung, kaufte keine Bücher zum Thema, machte keine Gymnastik, kurzum, sie verhielt sich so wie eine Nichtschwangere. Auch die Fortführung der sexuellen

Kontakte so, als ob nichts anders wäre, ist häufig bei verleugneten Schwangerschaften der Fall. Wie kann es sein, dass der Sexualpartner nicht merkt, dass die Partnerin wenige Wochen vor der Niederkunft steht? Das ist ziemlich unvorstellbar und illustriert gut, in welchem Milieu aus Verleugnung und Desinteresse Tanja Grotebaum lebte und wie viel Desinteresse an ihr auch ihr Partner hatte. Allerdings vermochte sie nicht, sich aus der Partnerschaft zu befreien: Im Grunde stellte diese eine Inszenierung ihrer eigenen Ablehnung dar. Sie blieb bei dem Partner, gerade weil er sie so schlecht behandelte, wie sie im Inneren das Gefühl hatte, es zu verdienen. Mit den beiden toten Kindern verschlechterte sie ihr Selbstbild, ihren Selbstwert für sich. Es war also ein kompliziertes System der Selbstbestrafung und natürlich der Bestrafung der Familie und des Freundes, denn letztlich waren es auch seine Kinder, die nicht leben sollten.

Es ist ganz typisch, dass Frauen, die ihre Schwangerschaft verleugnen, recht rasch gebären, ganz so, als ob der Körper sich in der Endphase bemüht, das, was ohnehin nicht vorhanden sein darf, schnellstmöglich loszuwerden. Während andere Frauen sich Stunden um Stunden im Kreißsaal plagen, kommen diese Kinder binnen Minuten in Zugtoiletten oder im Parkgebüsch zur Welt. So war es auch bei Tanja Grotebaum.

Persönlichkeitsfehlentwicklungen und nicht zuletzt auch eine Vielzahl von Gewaltstraftaten resultieren aus tiefgreifend gestörten Beziehungsmustern. Persönlichkeitsstörungen stellen im Grunde Beziehungsstörungen dar. Das zeigt sich an Tanja Grotebaum und ihrer Familie besonders deutlich. Die Familie und Tanja im Besonderen haben fest gefügte Überzeugungen, die für sie die

Grundlage ihres Handelns darstellen. Tanjas fest gefügte Überzeugungen, die sie in ihrer Entwicklung und Beziehungsfähigkeit schwerwiegend behinderten, bestanden aus Gedanken wie »ich bin überflüssig«, »ich werde nicht geliebt«, »ich genüge nicht/ich reiche den anderen nicht aus«, »ich bin wertlos«, »keiner sieht mich«. Diese Überzeugungen reichten bei ihr bis in die Kindheit zurück. Sie fühlt sich als etwas weniger begabtes Kind gegenüber ihrer Schwester zurückgesetzt. Ein weiteres Denkschema lautete bei ihr: »Ich kann mir selbst nicht helfen/ich brauche die Hilfe anderer.«

Auch ihre Eltern hatten solche hinderlichen inneren Überzeugungen, die die Grundlage für die Art der Umgangsweisen und der Beziehungsgestaltung zueinander bildeten.

Und wie verhält es sich mit der Verleugnung der Schwangerschaften? Wusste sie wirklich nicht, dass sie schwanger war? Wie so häufig in ähnlich gelagerten Fällen oszilliert das Ganze zwischen Verheimlichen und Verleugnen, zwischen Nicht-wissen-Wollen und Nichtwissen. Über weite Strecken hinweg gelang es Tanja tatsächlich, die beiden Schwangerschaften zu verdrängen. Mit dem Begriff der Verdrängung meint man das Eliminieren von Erlebnisinhalten aus dem bewussten Erleben. Der Grund dafür liegt darin, dass die Erlebnisinhalte eigentlich nicht sein dürfen, nicht zugelassen werden können. Im vorliegenden Fall kann man eigentlich am besten von negierter Schwangerschaft sprechen. Die Trennung zwischen faktischem Verheimlichen und echter Verdrängung aus dem Bewusstsein ist da schwierig zu ziehen. Tanja verhielt sich rein äußerlich so, wie wir es bei negierten Schwangerschaften typischerweise immer wieder sehen. Es gibt aber keine Trennung von Leib und

Psyche, sodass die von Tanja Grotebaum beschriebenen nur geringen Änderungen des Körperumfangs schon mit Verdrängungsprozessen zusammenhängen können. Es war eben auch körperlich für die Schwangerschaften – oder besser gesagt: für die Kinder – kein Platz da.

Betrachten wir an dieser Stelle das Thema der mütterlichen Kindstötung losgelöst von diesem Fall noch etwas genauer.

Man unterscheidet je nach Alter des getöteten Kindes drei Formen: Als Neonatizid bezeichnet man die Tötung des Neugeborenen binnen der ersten 24 Stunden nach der Geburt, so wie im vorliegenden Fall. Als Infantizid bezeichnet man die Tötung eines Kindes im Alter von einem Tag bis zu einem Jahr, und vom Filizid spricht man, wenn die getöteten Nachkommen älter als ein Jahr sind. Weil der § 217 StGB 1997 wegen seiner unzeitgemäßen Bezüge abgeschafft wurde, gibt die polizeiliche Kriminalstatistik seither keine Auskunft mehr über die Anzahl der Neonatizide. Der alte § 217 StGB stammte noch aus dem Reichsstrafgesetzbuch von 1871 und besagte, dass eine Frau wegen Kindstötung niemals wegen Mordes bestraft werden könne. Die Kindstötung galt bis zur 6. Strafrechtsreform vom 26.1.1998 (in Kraft getreten am 1.4.1998) als selbstständiger Tatbestand und sah für die Tötung des *nichtehelichen* Kindes in oder gleich nach der Geburt eine Freiheitsstrafe von mindestens drei Jahren vor, in minder schweren Fällen eine Freiheitsstrafe von sechs Monaten bis fünf Jahren. Ihm lag die Annahme zugrunde, dass Frauen durch die Geburt *unehelicher* Kinder in eine besondere soziale Notlage geraten könnten. Voraussetzungen für die Anwendung des alten § 217 Abs. I StGB waren die Tötung des *nicht-ehelichen Kindes* durch die *leibliche Mutter* zum Zeitpunkt *in oder gleich nach der Geburt*. Nach meinem Dafürhalten völlig zu Recht wurden dieser alte Zopf verquerer Moralvorstellungen und die unethische Trennung zwischen unehelich und ehelich geborenen Kindern abgeschnitten. Für die Strafzumessung im Falle von Kindstötungen bleiben heute der § 212 StGB (Totschlag) und der § 221 StGB (Aussetzung).

In der EU werden mittlerweile über 35 Prozent aller Kinder unehelich geboren. Daran zeigt sich die erfreuliche Veränderung der gesellschaftlichen Moralvorstellungen zur selbstbestimmten Sexualität der Frau mit der Folge, dass die Rate der Tötung von Neugeborenen und Kleinkindern durch Mütter seit den 50er-Jahren insgesamt massiv zurückgegangen ist. Wurden damals rund 150 Fälle pro Jahr registriert, sind es heute ungefähr 20 bis 30 Fälle pro Jahr. Offizielle Schätzungen rechnen mit ein bis zwei Kindstötungen auf 50000 Geburten. Es ist also faktisch nicht der Fall, dass wir in einer Gesellschaft zunehmender Verwahrlosung leben. Vielmehr sind wir deutlich sensibler geworden und bewerten dementsprechend die wenigen Fälle im öffentlichen Bewusstsein schwerwiegender. Auch erfahren wir über die intensivierte Berichterstattung zu Kriminalfällen mehr über die einzelnen Ereignisse, sodass wir subjektiv das Gefühl einer bedrohlichen Häufung haben.

In der antiken Welt hingegen waren Kindesaussetzung und Kindsmord nicht ungewöhnlich. Vor allem weibliche Nachkommen und jene mit Fehlbildungen wurden beseitigt. Arme töteten diejenigen Kinder, die sie nicht versorgen konnten, Reiche solche, die die Erbfolge durcheinanderbrachten. Erst mit der Verbreitung des Christentums wurde die Tötung von Nachkommen *durch den*

Vater zum Verbrechen erklärt und mit der Todesstrafe geahndet. Auch noch im 17. und 18. Jahrhundert waren Kindsmorde und verdeckte Kindstötungen durch Überlassung in schlechter Fürsorge nicht selten. Gleichzeitig verschärften sich zu der Zeit in den USA, Kanada und Europa die Gesetze für unverheiratete Kindsmütter. Während eine verheiratete Frau im Fall eines Neonatizids ein Jahr bei Wasser und Brot leben musste, wurden unverheiratete Frauen als Hexen in einen Sack genäht und ertränkt, lebendig begraben oder im günstigsten Falle enthauptet. Die Privilegierung unehelicher Mütter war also nicht zu allen Zeiten so wie 1871 im Reichsstrafgesetzbuch festgelegt.

Wie im Fall der jungen Frau Grotebaum ist der Tatort für solche Delikte am häufigsten die elterliche Wohnung bzw. die Wohnung der Kindsmutter. Manchmal gibt es auch anonyme Tatorte, und wir erfahren in der Presse dann von gefundenen Kinderleichen in Zügen oder Restauranttoiletten. Dies hängt überwiegend damit zusammen, dass die Mutter unterwegs von dem Einsetzen des Geburtsvorgangs überrascht wird und das Kind eben dort zur Welt kommt, wo sie gerade entbinden kann. Es überwiegen unter den psychisch gesunden Frauen eher junge, ledige Mütter unter 25 Jahren. Nur bei jenen mit schweren psychischen Erkrankungen wie schizophrenen Psychosen oder schweren Depressionen finden sich ganz vorwiegend Frauen im reiferen Lebensalter. Untersuchungen zeigen auch, dass junge Mütter, die ihre Kinder töten, zwar im Regelfall sexuell aufgeklärt sind, aber ungewöhnlich geringes Interesse an einer thematischen Beschäftigung mit Schwangerschaft und Geburt haben.

Die meisten Frauen, die Schwangerschaften negieren, geben später an, Angst vor ihrem Partner oder ihrem unmittelbaren sozialen Umfeld gehabt zu haben. Der ganz überwiegende Teil der Mütter verdrängt nicht im eigentlichen Sinne die Schwangerschaft, sondern verheimlicht sie konsequent. Im Falle verdrängter Schwangerschaften ist auch interessant, dass fast die Hälfte der Frauen unregelmäßig weiterhin Menstruationsblutungen haben. Eine medizinische Erklärung auf hormoneller Basis gibt es für dieses Phänomen bislang nicht. Im eigentlichen Sinne psychisch krank sind all diese Frauen nicht.

Babyklappen verhindern die Neugeborenentötung in solchen Fällen nicht, weil die Nutzung einer Babyklappe ja voraussetzt, dass man sich eine wie auch immer geartete positive Strategie für die Zeit der Geburt bzw. unmittelbar nach der Geburt überlegt. Diese werdenden Mütter aber vermeiden die Gedanken an das Thema oder bestreiten in den Fällen explizit verleugneter Schwangerschaften vehement, schwanger zu sein. Schwangerschaftszeichen werden dann beharrlich umgedeutet, Wehen als Darmkrämpfe interpretiert, die morgendliche Übelkeit als Magenverstimmung. Ein Fall wie der von Tanja Grotebaum ist nicht so häufig, aber gewissermaßen klassisch für menschliche Dramen dieser Art.

Die Rechtsanwältin und Psychologin Annegret Wiese hat in ihrem Buch *Mütter, die töten*[1] die psychodynamischen Grundlagen des Neonatizids und Infantizids hervorragend beschrieben. Die Tötung der eigenen Kinder als Tötung der Mutter in sich verweist auf ein negativ verinnerlichtes Mutterbild. Für die Mutter wiederholen sich in ihrer Mutterschaft frühe Beziehungserfahrungen mit der eigenen Mutter. Wir haben es also letztlich mit

---

1 Annegret Wiese, *Mütter, die töten*. München 1996

einer Problematik zu tun, die – dem Prinzip den russischen Puppen gleich – generationenübergreifend bedeutsam ist. Manchmal muss man dabei bis zur Großmüttergeneration zurückgehen.

Es bedarf einer psychischen Vorbereitung zur Übernahme der Mutterrolle und der Fähigkeit, das Kind nicht nur als Objekt zu erleben, sondern als eigenständiges Wesen mit einem Recht auf sein Leben.

Im Tode vereint

Es war kurz vor sechs, als Hedwig und Heinz Karl sich auf den Weg machten, um ihre Tochter Ingrid abzuholen und mit ihr in einem nahe gelegenen Gasthof zu Abend zu essen. Diese hatte sich nachmittags mit ihrem Mann Achim Brux im gemeinsamen Haus treffen und die persönlichen Dinge aufteilen wollen.

Die Karls mochten ihren Schwiegersohn und fanden es traurig, dass Ingrids Ehe mit dem fleißigen und zuverlässigen Mann gescheitert war. Aber Hedwig Karl hatte durchaus Verständnis für ihre Tochter, hatte sie doch selbst oft genug beobachtet, wie bestimmend ihr Schwiegersohn auftrat. Zugleich hatte sie mitbekommen, wie sehr Achim Brux unter den Trennungsabsichten litt. Einen schweren Suizidversuch hatte er schon hinter sich. War es wirklich der richtige Schritt, dass ihre Tochter sich scheiden ließ?

Nun hatte Ingrid ihr jedoch erzählt, dass es bereits einen anderen Mann in ihrem Leben gebe, und so schwanden auch in ihren Augen die Chancen einer Wiederannäherung.

Als die Karls am vereinbarten Treffpunkt ankamen, lag das schmucke Reihenhaus mit seinem gepflegten Vorgarten still und friedlich da. Auf ihr Klingeln öffnete niemand. Ingrids Wagen stand in der Garage, der Wagen von Achim Brux war nirgends zu sehen. Sie klingelten wieder, aber nichts tat sich. Dann klopfte Heinz Karl fest an die Haustür und versuchte zu horchen, ob Achim und Ingrid womöglich stritten, aber kein Laut drang aus dem Innern des Hauses. Heinz Karl hatte seiner Tochter erst kürzlich geraten, den Eltern doch für alle Fälle einen Zweitschlüssel zu geben, und das wollte die Tochter auch tun, aber dazu war es bislang nicht gekommen. Er ging mit seiner Frau zu dem Weg auf der Hinterseite der Reihenhausanlage und stieg über den Zaun in den Garten. Von dort lief er zur Rückseite des Hauses mit dem Wohnzimmer und den Panoramafenstern.

»Mein Gott! Da liegt Ingrid!«, rief er erschrocken aus und trommelte gegen das Fenster, aber seine Tochter regte sich nicht. Er suchte nach einem Stein, um das Fenster der Tür zum Garten einzuwerfen, fand aber in seiner Aufregung nichts Geeignetes. Schnell rannte er zu seiner Frau zurück, die noch am Zaun stand, und rief keuchend: »Hedwig, ruf den Notarzt und die Polizei.« Dann schilderte er ihr, was er gesehen hatte: Im Wohnzimmer vor dem Fenster lag seine Tochter, leblos wirkend, in eine orangefarbene Decke eingehüllt.

Was war nur los? Hedwig Karl dachte zunächst an einen Suizidversuch ihrer Tochter, obwohl sie sich darauf keinen Reim machen konnte. Hatte sie doch mehr Trennungskummer gehabt und Tabletten genommen? Hatte ihr neuer Freund sie verlassen, sodass sie jetzt zwischen allen Stühlen saß?

Die beiden warteten verzweifelt auf den Notarzt und die Polizei, die die Tür aufbrach. Heinz Karl lief als Erster ins Wohnzimmer und zeigte den Beamten und dem Notarzt, wo er seine Tochter entdeckt hatte. Der Notarzt konnte an der auf dem Boden liegenden Frau nur noch den Tod feststellen. Außer flohstichartigen Einblutungen in den Bindehäuten und einer mehrere Zentimeter großen Schürfwunde am Rücken ließen sich zunächst keine äußeren Verletzungszeichen finden. Das war alles. Keine Medikamentenpackungen, kein Glas, nichts außer zwei Abschiedsbriefen auf dem Küchentisch – einer an die Eltern von Ingrid und einer an die Eltern von Achim Brux mit sehr ähnlichem Wortlaut.

»Liebste Mama, lieber Papa,
wenn Ihr diese Zeilen lest, gibt es schon keine Umkehr mehr. Bitte verzeiht mir und bitte versteht mich. Ich habe Euch immer gesagt, dass ich mir ein Leben ohne Ingrid nicht vorstellen kann. Ingrid bedeutet mir alles, Ingrid ist der Mittelpunkt meines Lebens. Ingrid und ich sind eins, vom ersten Tag an, als wir uns begegneten. Eine Trennung, so wie Ingrid sie wollte, ist für mich nicht denkbar und nicht akzeptabel. Wenn wir beide auf Erden keine glückliche Ehe mehr führen können, dann werden wir jetzt im Himmel auf ewig vereint sein. Für mich heißt Liebe nicht, bis dass der Tod Euch scheidet, sondern Liebe lebt über den Tod hinaus. Ingrid hat das vergessen, sie meinte, mich wegwerfen zu können wie einen alten Lappen, aber ich halte an meiner Liebe zu ihr fest. So habe ich beschlossen, dass es nur ein Leben für uns beide gemeinsam im Himmel gibt. Lebt wohl und verzeiht mir …«

Er hatte weiter geschrieben, dass seine Frau ihn gedemütigt und tief verletzt und er daraufhin die Nerven verloren habe. Er habe im Affekt seine Frau umgehauen, sie sei mit dem Kopf gegen den Edelstahlkühlschrank gefallen und bewusstlos zusammengebrochen. Er habe sich noch bemüht, sie zu reanimieren, habe aber festgestellt, dass sie tot sei. Darauf kündigte er seinen Selbstmord an.

Offenbar stand Achim Brux kurz vor einem weiteren Suizidversuch – wenn er ihn nicht schon begangen hatte. Aus den flohstichartigen Einblutungen im Gesichtsbereich konnte die Polizei rasch entnehmen, dass der Inhalt der Briefe kaum die vollständige Darstellung des Streits enthielt, denn die Feststellungen des Notarztes sprachen für einen Angriff gegen den Hals.

Wo war Achim Brux nach der Tötung seiner Frau geblieben?

Wie sich herausstellte, war er mit dem Auto ziellos umhergefahren, hatte es schließlich an einer Bahnstrecke im Ruhrgebiet abgestellt und war als »Person im Gleisbereich« rechtzeitig aufgefallen. Zunächst war er in die Psychiatrie gebracht worden, wurde von dort aus aber mit Haftbefehl in eine Justizvollzugsanstalt verlegt, wo er wegen der bestehenden Selbstmordgefahr in einer Gemeinschaftszelle untergebracht wurde.

In seiner ersten Vernehmung gab Achim Brux zu, seine Frau erwürgt zu haben, und berichtete von der Vorstellung, mit ihr gemeinsam im Tode vereint im Jenseits glücklich sein zu können.

In diesem Zusammenhang und vor allem aufgrund der aktenkundigen Suizidalität sollte Achim Brux zur Frage der Schuldfähigkeit begutachtet werden. Es galt herauszufinden, ob womöglich ein sogenannter erweiterter Suizid das Motiv war oder auch eine Affekt- oder Impulstat im Zusammenhang mit der letzten Ehestreitigkeit. Spielte also eine psychische Störung bei Achim Brux zur

Tatzeit eine Rolle für die Steuerungsfähigkeit und damit auch für die Schuldfähigkeit?

So erhielt ich den Auftrag von der zuständigen Staatsanwaltschaft mitsamt der Ermittlungsakte. Die Akte war nicht allzu umfangreich, denn Achim Brux war nicht vorbestraft und hatte bis zu dem Ehedrama ein unauffälliges, sozial bestens integriertes Leben geführt. In der Akte fanden sich neben den Vernehmungsprotokollen der Eltern des Achim Brux, der Eltern der Getöteten, Aussagen von Freunden der Eheleute sowie den beiden hoch emotionalen Abschiedsbriefen auch Fotos vom Auffindeort der Leiche und vom Haus selbst. Letztere zeigten ein kleines gepflegtes Reihenhaus, dessen ursprünglich nüchterne Architektur durch Sprossen in den Fenstern und dunkelgrüne Blendläden etwas liebevoll Anheimelndes bekommen hatte. Im Innern des Hauses zeigten die Fotos Zierkübel mit Blumen und Grünpflanzen, im Wohnzimmer eine Sitzecke und eine größere Schrankwand in hellem Holz, in der Küche, wo sich die Briefe fanden, gab es eine kleine Essecke mit vier rustikalen Stühlen und einem Tisch vor einer verklinkerten Wand. Alles schien in diesem Haus geordnet zu sein, nur die in eine Decke eingewickelte Frauenleiche im Wohnzimmer störte die vermeintliche Harmonie.

Ich las den Obduktionsbericht. Der beschrieb eine 36 Jahre alte Frau mit massiven Punktblutungen in den Bindehäuten beider Augen, der Gesichtshaut und in der Mundschleimhaut. Auch hinter den Ohrmuscheln und im Halsbereich fanden sich derlei Auffälligkeiten. Die vorläufige Bewertung der Rechtsmediziner lautete: »Zeichen mehrfacher stumpfer Gewalteinwirkung gegen den Kopf, Hals, Rumpf, Extremitäten, Unterblutung der Schläfenmuskulatur beidseits, Unterblutung der Kopfschwarte an der Scheitelspitze, am Hinterhaupt rechts, Hautunterblutung über dem linken Unterkieferkörper ...« Die Frau hatte vor ihrem Tod erbrochen, den Mageninhalt eingeatmet und eingenässt. Die Mediziner kamen zu der klaren Aussage, dass die multiplen Verletzungen der Frau nicht mit dem durch den Ehemann geschilderten Schlag gegen den Kühlschrank vereinbar seien, sondern vielmehr die Verletzungen von einem kräftigen Würgen her stammen und die Unterblutungen im Kopfbereich die Folge von Schlägen sein könnten. Die Todesursache aber war Ersticken. Es sah so aus, als ob Achim Brux seine Frau bis zur Bewusstlosigkeit gewürgt hatte, sie dann erbrochen und den Mageninhalt eingeatmet hatte, an dem sie erstickt war.

Jeder Fall, jedes Strafverfahren befasst sich mit individuellen menschlichen Schicksalen, und jeder Mensch ist in seiner Innenwelt einzigartig. Dennoch ist es so, dass sich bestimmte »Dramentypen« ergeben, wenn man regelmäßig mit bestimmten Fällen als Sachverständige zu tun hat. Ein besonderes Risiko für eine gewalttätige, ja tödliche Eskalation einer Ehestreitigkeit liegt in der sogenannten »letzten Aussprache« im Zusammenhang mit dem Scheitern einer langjährigen gefestigten Intimbeziehung. Dann können auch Menschen Tötungsdelikte begehen, die sonst nicht einmal falsch parken würden.

Hier ist es also für den Gutachter besonders wichtig, ein sehr genaues Bild von dem emotionalen Erleben des Täters vor seiner Tat zu bekommen. In welcher Weise hatte ihn die Trennungsphase psychisch labilisiert? Woran war dies erkennbar gewesen, wie hatte er den Alltag noch bewältigen können? Wurde die Tatabsicht zu einem früheren Zeitpunkt angekündigt? Gab es konkrete Drohungen dem Opfer gegenüber? Oder führte ein letztes unbedachtes Wort im Streit in die Katastrophe?

Für forensische Psychiater stellt sich konkret die Frage, ob Merkmale eines sogenannten »Affektdeliktes« vorhanden sind oder ob es doch eine geplante Tat war. Dabei gibt es eine Reihe von Kriterien, die man konkret untersuchen muss. In jedem Falle sind Affektdelikte Ausnahmeverhaltensweisen von Menschen in subjektiv erlebten Extremsituationen. Häufig finden sich, gerade bei Trennungen, reaktive Depressionen in der Vorgeschichte der Tat.

Was war der Akte noch an wichtigen Informationen zu entnehmen?

Achim Brux arbeitete als Programmierer in Hannover und hatte sich eine kleine Wohnung in der Nähe der A2 genommen. Jede freie Minute fuhr er nach Bottrop, wo seine Frau und er sich vor einiger Zeit ein Reihenhaus im Grünen gekauft und liebevoll renoviert hatten. Da seine Frau Lehrerin in Essen und auch der Freundeskreis im Ruhrgebiet war, hatte das Ehepaar beschlossen, den Lebensmittelpunkt nicht nach Hannover zu verlegen, nur weil Achim Brux dort eine gute Stelle hatte. Dass Ingrid sich nun von ihm trennen wollte, war für ihn schon unvorstellbar genug, aber unverbrüchlich war der Umstand, dass er das Haus behalten würde, in das er so viel Arbeit gesteckt hatte.

Es gab eine Reihe von Zeugenaussagen befreundeter Ehepaare von Ingrid und Achim Brux. Sie alle wussten zu berichten, dass Achim seine Frau liebte, aber auch den Ton angab.

Ingrids Eltern bestätigten in ihrer ausführlichen Vernehmung, dass ihr Schwiegersohn ihre Tochter sehr geliebt habe. Von Handgreiflichkeiten in der Ehe sei ihnen nie etwas bekannt gewesen. Ingrid habe sich aber offenbar zunehmend durch ihren Mann bevormundet gefühlt. »Meine Tochter sagte mir mal, sie hätte das Gefühl, dass Achim sie als ein Mosaikstein in seinen Gesamtlebensplan einbaut und sie gar keine eigene Wahl hat. Sie konnte nichts mehr selbst entscheiden, immer legte er alles fest«, hatte die Mutter in der Vernehmung ausgesagt. Auch fühlte ihre Tochter sich durch seine mehrfach täglichen Anrufe aus Hannover nicht mehr umsorgt, sondern eher kontrolliert.

Achims Mutter berichtete, die Ehe ihres Sohnes sei eigentlich immer mustergültig gewesen. Ihr Sohn habe aber zunehmend unter der Fernbeziehung gelitten. Deswegen hatte er sich zuletzt darum bemüht, im Ruhrgebiet oder Rheinland eine neue Anstellung zu finden. »Unsere Schwiegertochter hat ihm dann wohl gesagt, dass er ruhig in Hannover bleiben kann, weil sie kein Interesse mehr an einer weiteren Zukunft hat. Das war für ihn zu viel. Da hat er sich ins Auto gesetzt und ist vor einen Baum gefahren. Es war Zufall, dass er überlebt hat«, war in der Akte zu lesen.

Was würde Achim Brux mir nun erzählen?

Ich habe mir in den letzten Jahren zur Angewohnheit gemacht, immer Kontakt mit dem Verteidiger aufzunehmen, bevor ich einen Probanden zur Begutachtung aufsuche. Zum einen will ich mich vergewissern, dass der Verteidiger und sein Mandant sich über eine Begutachtung geeinigt haben, zum anderen kündigt der Verteidiger manchmal auch schon an, dass sein Mandant sich zwar zur Biografie und zu seiner Person äußern werde, nicht aber zum Tatvorwurf. Manchmal teilt der Anwalt auch mit, dass sein Mandant umfassende Angaben machen werde, wie auch in Achim Brux' Fall.

Die ungestörte Atmosphäre eines mehrstündigen, nicht selten mehrfachen Gesprächs, in dem ein Mensch seine Art zu denken, zu fühlen und zu handeln reflektiert und sich seine Entwicklungsgeschichte verfolgen lässt, um zu verstehen, wie er zu dem Menschen in der Lebenssituation wurde, in der er sich heute befindet, gehört für mich zweifelsfrei zu den interessantesten Tätigkeiten in meinem Beruf. Es kommt bei Prognosegutachten zur Frage einer weiter bestehenden Gefährlichkeit von Strafgefangenen oder Patienten der Forensischen Psychiatrie auch manchmal dazu, dass ich die Personen im Abstand von einigen Jahren noch einmal begutachte. Dann interessiert mich auch, ob sie sich im letzten Gutachten – ungeachtet dessen, ob sie mit der Endbewertung »zufrieden« waren – richtig wiedergegeben und beschrieben fühlten. Das ist für mich eine Art Qualitätskontrolle. Ich spreche auch sehr gerne mit Menschen, die lange Haftstrafen verbüßen, und frage mich dann: Was für eine Entwicklung haben sie vollzogen? Reicht diese, um in Freiheit straffrei zurechtzukommen? Ändern sich Perspektiven auf die Taten? Welche Risiken und Gefahren muss man ihnen weiterhin attestieren?

Achim Brux war ein schlanker Mann mit dunklem Haar und dunklen Augen, mit denen er sein Gegenüber direkt und ein wenig durchdringend ansah. Nach der üblichen ausführlichen Aufklärung meinerseits über die Rahmenbedingungen einer Begutachtung besprachen wir als Erstes seine Herkunft, den eigenen Lebenslauf und wie er seine Frau Ingrid kennengelernt hatte.

Achim Brux begann zu erzählen. Sein Vater war zuletzt Bäckermeister und ganz früher einmal Schreiner gewesen. Er bewunderte seinen Vater offenkundig sehr; von ihm hatte er das handwerkliche Geschick geerbt. Seine Mutter war Hausfrau, und er wuchs zusammen mit seinem vier Jahre jüngeren Bruder Manuel im Elternhaus in geordneten Verhältnissen auf. Von seinem Bruder distanzierte er sich, nachdem Manuel seine Ehefrau mit einer anderen Frau betrogen hatte. Achim Brux sagte mit Nachdruck in der Stimme, dass die Ehe für ihn ein Sakrament sei und er Scheidung und Untreue gleichermaßen verurteile.

»Da bin ich absolut geradlinig.« Der feste Ton in seiner Stimme ließ wenig Raum für Zweifel an dieser Überzeugung. »Für mich war immer klar gewesen: Ich heirate nur einmal, und zwar die richtige Frau. Ingrid war diese Frau.« Wieder ein Satz, der keinen Widerspruch duldete.

Die Kindheit und Jugend von Achim Brux war nicht durch besondere Umstände belastet, sie war geprägt von einer Mischung aus Idylle und strengem Regiment, wie es für seine Generation nicht unüblich war. In der Kindheit und Jugend engagierte er sich in einem Schachclub mit großem Erfolg. Bei Jugendmeisterschaften holte er mehrfach Titel und genoss seine Überlegenheit im Spiel. In der Schule, so sagte er, genoss er seine Überlegenheit im mathematisch-logischen Denken gegenüber den anderen Mitschülern, die er insgeheim manchmal um ihren größeren Schneid und ihre sportliche Lässigkeit beneidete, die er aber im Gegenzug für dümmer hielt. »In Mathe und Physik hörte jeder auf mich, einige Lehrer hatten richtig Respekt vor mir!« Seine Stimme klang voll stolzer Erinnerung an erfolgreiche Tage. Er ärgerte sich auch, wenn seine Klassenkameraden gute Noten bekamen, die er für ungerechtfertigt hielt. Manchmal glaubte er, dass gerade Lehrerinnen die frecheren Jungen bevorzugten. Es fiel ihm mit dem Selbstverständnis eigener Überlegenheit auch leicht, sich von jugendlichen Gruppenzwängen zum Rauchen und Trinken fernzuhalten. Die Realschule schloss er mit guten Noten ab, dann wechselte er zum Gymnasium und machte mit mittlerem Erfolg das Abitur.

Über den Nutzen der gleichermaßen richtigen wie strengen Erziehung, zu denen väterliche Ohrfeigen bei schlechten Noten und bei Widerworten gehörten, dozierte er im Verlauf unseres Gesprächs geradezu und gab seiner Missbilligung über die weite Verbreitung wenig autoritärer Erziehung Ausdruck.

Achim Brux schien sich früh in ein strenges Korsett aus recht rigiden Vorstellungen hineingepasst zu haben und die Enge, gegen die er sich auch hätte auflehnen können, durch Überanpassung zu umgehen.

Nach der Bundeswehrzeit begann er sein Informatikstudium, das ihm wirklich gut lag. Kontakt zu Mädchen und jungen Frauen griff er erst spät auf. Mit 17 hatte er eine vorübergehende Freundin, eine Klassenkameradin von ihm, aber er war sich darüber im Klaren, dass das nichts Festes sein würde, und investierte nicht unnötig viel in diese Freundschaft. Ingrid lernte er mit 24 Jahren zufällig auf einer Party kennen, zu der ihn ein Kommilitone mitgenommen hatte. Sie studierte damals gerade auf Lehramt, nachdem sie erst eine Ausbildung zur Erzieherin gemacht hatte. Sie war eine lustige, aktive, aber nicht zu bestimmende Frau, in die er sich sofort verliebte. Insbesondere teilte sie vor dem Hintergrund ihres vergleichbar konservativen Elternhauses seine Ansichten vom Leben. Die Eltern freuten sich über den jeweiligen Partner ihrer Kinder und standen einer Hochzeit aufgeschlossen gegenüber. Geheiratet wurde kirchlich nach Brauch. Alles war wunderbar.

In die Krise geriet die Beziehung, als Ingrid, wie gewünscht, eine Stelle als Realschullehrerin im Ruhrgebiet bekam, er selbst aber eine interessante und gut dotierte Stelle in Hannover und man eine Fernbeziehung führen musste. Zunächst waren sich beide einig, berufliche Herausforderungen und Chancen anzunehmen, und bauten darauf, dass sie das gemeinsam schaffen würden. Außerdem wollten sie ihren Freundeskreis nicht aufgeben und gerne irgendwann ein Haus kaufen. Dazu waren beide Einkommen nötig.

Ich fragte ihn nach einer Familienplanung.

»Ingrid hätte gern ein oder zwei Kinder gehabt, aber ich fand, dass das unsere Beziehung nur unnötig belasten würde. Ich wollte meine Zeit mit ihr verbringen. Wir waren ja schon durch die Arbeit getrennt, und Ingrid war mir genug. Es fehlte uns an nichts.«

Das Haus, das sie rund zwei Jahre nach dem Beginn der Fernbeziehung kauften, sollte der Anker für die weitere Lebensplanung werden. Achim Brux war, wie er erzählte, damit einverstanden, erst einmal in Hannover seine gute Stelle beizubehalten, in ein paar Jahren aber dann doch in die Rhein-Ruhr-Region zu wechseln. Insgesamt vier Jahre richteten sich die beiden mit der Wochenendehe ein, und Achim Brux verbrachte viel Zeit als Heimwerker in dem privaten Nest. Dennoch stellte sich bei ihm über die letzten Monate hinweg schleichend ein diffuses Gefühl der Entfremdung ein. Sie sprachen weniger miteinander und wenn, dann nur über Oberflächliches und Alltägliches. Seine Frau schien ihm desinteressierter zu sein, erkundigte sich nicht mehr nach ihm. Er fragte sie, ob irgendetwas los sei, aber sie ging darauf nicht ein und wiegelte ab. An einem dieser Wochenenden, wo er wieder so deutlich das Gefühl hatte, die Nähe sei ihnen abhandengekommen und einem freundlichen Nebeneinander gewichen, sichtete er die Stellenanzeigen in der Hoffnung, ein Wechsel seiner Arbeitsstelle und der damit verbundene dauerhafte Umzug ins gemeinsame Heim werde die Innigkeit wieder festigen. Offenbar nahm seine Frau dies zum Anlass, um ihre Trennungsabsichten kundzutun.

»›Achim‹, sagte sie zu mir, ›für mich brauchst du nicht mehr aus Hannover umzuziehen. Dir geht es dort doch gut, du hast einen prima Job, und ich weiß nicht, ob es mit uns noch länger Sinn macht … Achim, ich will mich von dir trennen.‹«

Achim Brux schüttelte den Kopf angesichts des Unfassbaren, das ihm seine Frau aus heiterem Himmel eröffnet hatte.

»Ich konnte das einfach nicht fassen. Wir hatten es so gut, wir würden bald wieder unter einem Dach leben, und dann das!«

Damit nahm das Unglück seinen Lauf. Nie hatte Brux für sich auch nur ansatzweise in Erwägung gezogen, dass auch er einmal von einer Scheidung betroffen sein könnte. Eine solche Entwicklung einer Ehe passte nicht in sein Lebenskonzept. Neben den vor seinem christlichen Glaubenshintergrund artikulierten moralischen Bedenken teilte sich für mich mit, dass Achim Brux gefühlsmäßig nicht verstand, wie jemand zu so einem emotionalen Bäumchen-wechsel-dich-Spiel überhaupt in der Lage war, wenn es um das Ende einer ernsthaften, durch das Sakrament der Ehe geheiligten Beziehung ging. Außerdem neigte er dazu, seine eigenen Maßstäbe, so integer sie auch gedacht waren, zum allgemeingültigen

Prinzip auf alle Menschen anzuwenden. Und so haftete diesem grundsoliden, arbeitsamen, treuen Menschen auch etwas Rigoristisches an, an dem man sich womöglich zunehmend stoßen mochte, wenn man mit ihm zusammenlebte.

Bei gutachterlichen Untersuchungen komme ich immer erst im Verlauf der Untersuchung, wenn schon einiges an Themen besprochen wurde und der Proband sich an die Gesprächssituation gewöhnt hat, zu der vorgeworfenen Straftat. Ich besprach mit Achim Brux zunächst die Umstände seines ersten Suizidversuchs. Er erklärte, dass die Vorstellung für ihn, von Ingrid verlassen zu werden, so unerträglich gewesen sei, als ob man ihm ein Organ aus dem Leib reiße und er den Schmerz nicht ertragen könne. Insofern war er auch mit den folgenden Therapiesitzungen nicht zufrieden gewesen, sondern hatte sie geradezu als absurd empfunden. Der behandelnde Therapeut hatte ihm nahegelegt, die Trennung zu akzeptieren, doch für Achim Brux gab es nur einen gangbaren Weg: nämlich seine Ehe doch noch zu retten.

Dann kam ich schließlich zu dem Thema des Tatgeschehens, und hier machte ich Achim Brux erneut darauf aufmerksam, dass es ihm, wie schon erläutert, freistehe, Fragen zu beantworten, ich aber nicht der Schweigepflicht unterstünde.

Achim Brux schilderte, dass er und seine Frau sich in dem Haus verabredet hatten, um Papiere aufzuteilen und abschließend zu besprechen, wie man mit dem Haus verfahren solle. Für ihn war klar gewesen, dass er sein Haus behalten wollte, in das er so viel Arbeit gesteckt hatte und das aus diesem Grunde ganz wesentlich *sein Haus* gewesen war.

»Ich sagte also zu ihr: ›Ich will das Haus behalten‹«,

erzählte Achim Brux. »Schließlich gehört es mir mehr als ihr, und das versuchte ich ihr auch klarzumachen, doch sie widersprach mir.« Achim Brux schilderte, dass Ingrid einen für ihn völlig ungewohnten Ton anschlug, der in seinen Ohren nach einer Mischung aus Mitleid und Verachtung klang. »›Achim‹, sagte sie, ›sei nicht kindisch. Du kannst das Haus alleine sowieso nicht halten!‹ Da bin ich aufgesprungen, da sind bei mir alle Sicherungen durchgebrannt. Ich habe mich auf sie gestürzt und auf sie eingeschlagen. Ich war außer mir. Sie hat sich gewehrt, wir sind auf den Boden gefallen, ich habe weiter auf sie eingeschlagen, habe dann meine Hände um ihren Hals gelegt und sie gewürgt. Ich weiß nicht, wie lange, aber ich hatte eine unbändige Wut in mir. Dabei habe ich sie angeschrien und gerufen: ›Was sagst du da?! Was sagst du da?! Sag das noch mal! Los, sag es noch mal!‹ Dann habe ich losgelassen, und sie hat sich nicht mehr gerührt.«

Trotz aller Emotionalität schilderte Achim Brux genau, wie er auf seiner Frau gelegen und sie gewürgt hatte. »Mein rechtes Bein hatte ich neben ihrem linken auf dem Boden, mit meinem linken Bein drückte ich sie nieder.« Achim Brux stand auf und stellte die Situation kurz auf dem Boden angedeutet nach. Dann sagte er, was so viele Ehepartner in solchen tragischen Fällen am Schluss ihrer Schilderung sagen: »Wenn ich könnte, würde ich es ungeschehen machen. Es war der größte Fehler meines Lebens. Das kann ich nie wiedergutmachen.«

Ich gab einer kleinen Schweigepause Raum und fragte dann, ob er in der ganzen Trennungsphase zuvor schon einmal den Gedanken gehabt hatte, seine Frau zu töten, um sie nicht zu verlieren?

»Ich kann den Gedanken nicht verneinen. Ich habe sogar überlegt, das Haus durch eine Gasexplosion einfach in die Luft zu jagen und uns beide gleich dazu. Aber das habe ich dann doch nicht gemacht, denn ich wollte keinem anderen Menschen etwas antun, der an dem Ganzen völlig unbeteiligt war. Wir wohnten ja in einem Reihenhaus.«

Nachdem Achim Brux seine Frau getötet hatte, hatte er sich in die Küche gesetzt und die Abschiedsbriefe geschrieben. »Ich glaube, nach dem Kampf mit ihr war ich noch eine knappe Stunde im Haus, vielleicht eher fünfzig Minuten. Ich habe sie in die Decke eingewickelt und dann die beiden Briefe geschrieben, die dauerten natürlich eine Zeit, aber ich war wie unter Strom. Dann bin ich weg und wollte mich vor den Zug werfen.«

In meinem schriftlichen Gutachten und dem abschließend mündlich erstatteten Gutachten in der öffentlichen Hauptverhandlung kam ich zu folgenden Ergebnissen: Zunächst einmal konnte ich ausschließen, dass Achim Brux an einer klassischen psychischen Krankheit litt.

Auch gab es keinen Anhaltspunkt für eine Erkrankung des Gehirns. Eine Rolle spielte die reaktive Depression in der Vorgeschichte mit dem schweren Suizidversuch, den er damals überlebte.

Nun galt es aber gesondert zu untersuchen, in welcher Weise Achim Brux durch eine depressive Symptomatik noch klinisch erkennbar vor der Tat beeinträchtigt gewesen war. Der Wunsch, gemeinsam im Tode vereint zu sein, ist eine klassische Vorstellung eines erweiterten Suizids. Eine psychiatrisch relevante Störung, die das Risiko eines erweiterten Suizids birgt, sind schwere Depressionen, zum Teil mit wahnhaften Denkinhalten der Sinnlosigkeit. Klinisch manifest depressive Symptome, die über die verständliche emotionale Belastung durch die Trennungssituation hinausgingen, konnte Achim Brux nicht angeben und wurden von den Zeugen nicht geschildert. Geschildert wurden vielmehr die Kränkung und die Nichtakzeptanz des Umstands, dass seine Frau sich gegen seine unumstößlichen Lebensprinzipien zu stellen drohte. Dennoch verwies auch die Suizidabsicht nach dem Tötungsdelikt auf eine psychische Labilität, und man weiß, dass sich bei Menschen, die im Rahmen von Trennungen mit Suizidversuchen reagieren, die Gefahr fremdaggressiver Handlungen erhöht. Entscheidend für das Verständnis der Handlungsweise von Achim Brux war seine Persönlichkeit.

Das Vorliegen einer Persönlichkeitsstörung in einem Ausmaß, dass es der juristischen Kategorie einer sogenannten »schweren anderen seelischen Abartigkeit« entspricht, konnte ich eindeutig ausschließen Achim Brux hatte bis zu dem Zeitpunkt, an dem seine Ehe scheiterte, ein sozial erfolgreiches und gut integriertes Leben geführt. Er war eingebettet in Normen und Werte, war über Jahre hinweg in der Lage, eine Beziehung und Ehe zu führen und für sich (und seine Frau) eine Lebensperspektive zu entwickeln. Er zeigte ausschließlich im Umgang mit der Trennung erhebliche Anpassungsschwierigkeiten und psychische Auffälligkeiten, nicht aber außerhalb dieser sehr konkreten Belastungssituation.

Ich beschrieb aber eine deutliche Persönlichkeits*akzentuierung*, die erklärt, warum Achim Brux mit dieser besonderen Lebenssituation so schlecht zurechtkam und schließlich seine Frau tötete. Achim Brux war ein Mann, der seine Ehefrau als ein unverrückbares, unveränderbares Mosaiksteinchen in einem von ihm vorgelegten Puzzle des Lebens betrachtete. Ein Puzzle ist nicht vollständig, wenn ein Stein fehlt, das Bild ist gestört. Gleichzeitig war er in einer verschmelzenden Art und Weise an seine Frau gebunden. Sie war für ihn kein eigenständiges, von ihm getrenntes Lebewesen mehr, sondern ein Teil von ihm. Der Fachausdruck dafür lautet »symbiotische Beziehung«. Der Kern der symbiotischen Beziehung besagt: »Ich bin alles durch dich, wir sind nichts ohne einander.« Das ist sicher eine Auffälligkeit, beschreibt aber damit Persönlichkeitszüge, über die wir – individuell unterschiedlich ausgeprägt – in der ein oder anderen Art und Weise alle verfügen. Um auch im juristischen Sinne als krankheitswertige Störung anerkannt zu werden, bedarf es mehr als der Darstellung von sehr auffälligen und die Beziehungsgestaltung betonenden Eigenschaften. Bei Achim Brux fiel eine stärker betonte Rigidität auf, also eine gewisse innere Unflexibilität im Denken; man könnte es auch Zwanghaftigkeit nennen. Darüber hinaus hatte er deutlicher hervortretende narzisstische Eigenschaften.

Was ist mit diesem gelegentlich inflationär benutzten Begriff gemeint, der auch bei Bernd Zietenbach, dem Uhrenliebhaber, sowie in dem nächsten Fall zum Verständnis menschlicher Fehlentwicklungen eine Rolle spielt?

Viele Menschen haben einige narzisstische Wesenszüge, die uns in gesunder Weise leistungsfähig sein lassen. Strebsamkeit, Fleiß, Zielorientierung, gewiss auch eine (manchmal problematische) Anspruchshaltung an sich und andere sowie die Fähigkeit zu einem kritischen Urteilsvermögen gehen auf narzisstische Eigenschaften zurück. Wie bei vielen Dingen gibt es auch hier kein »gut« oder »schlecht«, sondern nur die Dosis entscheidet, ob etwas segensreich ist oder hinderlich wirkt. Achim Brux stellte sich ohne Zweifel als ein Mann dar, der einen gewissen Führungsanspruch für sich reklamierte und der sich auch so wahrnahm, dass man auf sein Wort hörte. Tat man es nicht, irritierte ihn das gewaltig, und er zog sich beleidigt zurück. Menschen mit einem ausgeprägten Führungsanspruch, die ihren Selbstwert dadurch stabilisieren, dass sie gewissermaßen das Kommando vorgeben, erleben es häufig als kränkende Niederlage und Blamage, wenn sie ihren Führungsanspruch nicht überall umsetzen können. Achim Brux hatte ein klares Bild von der Welt und wie die Dinge zu sein hatten. Das wirkte sich auch auf seine Beziehungen zu anderen Menschen aus. Genügten sie seinen moralischen Ansprüchen nicht mehr, weil sie sich privat für eine andere Lebensform entschieden, dann brach er den Kontakt ab und entschied, wie im Falle seines untreuen Bruders, für seine Frau gleich mit, dies ihm gleichzutun.

Besonders narzisstische Menschen erwarten, dass sie von anderen wegen ihrer Überlegenheit intellektueller oder moralischer Art anerkannt und zurate gezogen werden. Sie erwarten Bewunderung und mehr Respekt, als ihnen nach Position und Können womöglich im normalen Alltag zustünde. Mehr oder minder offen sind sie der Ansicht, dass sie eigentlich überlegen sind bzw. maßlos unterschätzt werden. Sie neigen zum Neid, sind eingenommen von der Phantasie zum Beispiel des Reichtums oder der idealen Liebe. Im Kontakt sind sie nicht selten dominant und wirken zuweilen etwas überheblich. Das trat auch in dem mehrstündigen Gespräch, das ich an insgesamt drei Terminen mit Achim Brux führte, deutlich zutage.

Im Gespräch selbst blieb Achim Brux aber höflich und zeigte keine Entwertungsmuster mir gegenüber. Gelegentlich höre ich auch anderes. Dann sagen Straftäter,

die eine besonders hohe Anspruchshaltung für sich rekla-
mieren, mir zum Beispiel: »Ich weiß gar nicht, ob Sie
eigentlich für mich ausreichend qualifiziert sind. Aber
versuchen wir es mal …« Oder auf eine Nachfrage meinerseits: »Sie hören mir offenbar nicht zu, aber ich er-
kläre es gerne noch einmal!« Eine weitere Variante ist
zum Beispiel: »Sie sind mir nicht kompetent genug.
Haben Sie eigentlich in Ihrem Leben jemals …«, und
dann kommt eine Forderung, die mit der konkreten
Untersuchungstätigkeit nichts zu tun hat, aus der der
Proband in seinem Wertegefüge für sich mit höchst sub-
jektiver Auswahl aber ableitet, dass jemand, der seinen
von ihm erstellten Leistungskatalog nicht erfüllt, nur
inkompetent sein kann. In einem normalen Alltagskon-
takt würde man darüber vielleicht irritiert sein, aber in
einer Gutachtenuntersuchung sind all das Informationen,
wie jemand mit anderen Menschen in Beziehung tritt.
Insofern sind für mich auch solche Verhaltensweisen sehr
interessant und hilfreich. Zum Teil sind es natürlich
offene Manipulationsversuche.

Besonders narzisstische Menschen wollen geliebt und
wichtig sein. Dabei besteht das Selbstkonzept, wie es
die Psychologen nennen, aus einem positiven, zuweilen
übersteigerten Schema wie dem oben dargestellten und
aus einem negativen Schema, das da lautet: »Ich bin
nichts wert.« Kurz zusammengefasst leiden Narzissten
also darunter, dass sie auf der einen Seite nach außen
immer dokumentieren müssen, wie toll und leistungsfähig sie sind, auf der anderen Seite aber ziemliche Selbst-
zweifel an ihnen nagen.

Wie ist es aber nun zu verstehen, dass ausgerechnet ein
Mensch, dem so viel an der eigenen Leistungsfähigkeit
und Überlegenheit liegt, der sich in seinem Leben bisher

so viele Ziele und Struktur geben konnte, nicht mit einer Ehescheidung zurechtkommt und dann auch noch ein Tötungsdelikt an seiner geliebten Ehefrau begeht? Warum tötet er das, was er am meisten liebt, was er nicht abgeben will? Wie ist zu verstehen, dass jemand seine Ehefrau tötet, wenn er doch gleichzeitig sagt, dass er ohne sie nicht leben kann?

Professor Andreas Marneros hat mit *Intimizid – Die Tötung des Intimpartners*[2] das Standardwerk der forensisch-psychiatrischen Fachliteratur zur Tötung des Intimpartners, zu der dementsprechend auch die Tötung des Ehegatten gehört, geschrieben. Er nennt Fälle wie den hier erzählten Intimizid, der aus der Erschütterung der Selbstdefinition des Täters heraus geschieht. Marneros teilt die Entwicklung vom Honeymoon zur Tötung in vier Phasen: Die erste Phase ist die Etablierung der Partnerschaft. Achim Brux schilderte, wie Ingrid und er im jeweils anderen den Partner fürs Leben sahen und eine gemeinsame Zukunft schmiedeten. In der Zeit lebten sie einige Jahre glücklich. Dass Achim allerdings Ingrid wirklich ganz für sich haben wollte, zeigte sich in dem Verzicht auf Kinder, weil Achim diese als potenzielle Konkurrenz um Liebe und Aufmerksamkeit befürchtete. Darauf folgt die Phase der Routinisierung. Auch diese beschrieb Achim mit dem Übergewicht an aktiver Alltagsorganisation zulasten tieferer Gespräche und mehr gemeinsam verbrachter Zeit. In der Phase entstehen aber auch mehr Abhängigkeiten, hier im vorliegenden Fall auch wirtschaftliche Abhängigkeiten und Folgen für die persönliche berufliche Weiterentwicklung. Dabei war die

---

2 Andreas Marneros, *Intimizid – Die Tötung des Intimpartners: Ursachen, Tatsituationen und forensische Beurteilung.* Stuttgart 2008

Ehe für Achim ein ganz zentraler Bestandteil seines Konzepts von sich und seinem Leben. Das Sakrament der Ehe war vielleicht sogar das Wichtigste in seinem Leben. Je ausschließlicher jedoch die Quelle des eigenen Lebenssinns in der Partnerschaft liegt, desto größer ist die Gefahr schwerer depressiver Reaktionen bis hin zu Suizidversuchen oder auch Suiziden, falls es zur Trennung kommt. Oder aber der Partner wird getötet, damit er einem auf ewig bleibt. Achim Brux zeigte hier mit dem ersten schweren Suizidversuch bereits, dass er mit seinen Bewältigungsstrategien für diese Situation am Ende war. Als Nächstes folgt das Stadium der sogenannten De-Etablierung der Beziehung, in der die Beziehungspartner die geordnete Trennung vorbereiten, wieder einen Lösungsweg finden oder aber im ungünstigen Fall auf eine Katastrophe zusteuern. Der spätere Täter zeigt nun eine zunehmende psychische Labilität. Er entwickelt Schlafstörungen, grübelt nur noch über die Beziehung nach und wie er sie retten kann, findet aus seinem tiefen Schmerz nicht heraus, kann sich nicht mehr konzentrieren, kann an nichts anderes mehr denken. Gleichzeitig kann es nun zur Phantasie des erweiterten Suizids kommen, also der Idee, erst den Partner und dann sich selbst zu töten, um zumindest im Tode friedlich und glücklich vereint zu sein. Dieses Motiv sprach auch Achim Brux, wie nicht wenige Männer in mir bekannten Vergleichsfällen, in seinen Abschiedsbriefen deutlich aus. Wenn der unglücklichere Partner schon selbst keinen Platz mehr im Leben findet, dann soll der andere ihn gefälligst auch nicht mehr haben. Das Motto lautet: »Wenn ich schon sterben muss, sollst du auch sterben.« Diese homizidalsuizidale Ausgangssituation ist ein Hochrisikofaktor für fatale Ehedramen. Die Tötung des abtrünnigen Partners erfolgt dann in der Phase vier, die Marneros so treffend »finale Bankrottreaktion« nennt. Die typische Situation, in der sich die Tat ereignet, ist die sogenannte letzte Aussprache. Häufig hat der Täter bei dem Termin eine letzte Hoffnungsphantasie, meint, in dieser Aussprache könne er das Blatt noch einmal wenden. Wenn sein Vorhaben aber erkennbar aussichtslos ist oder gar ein provozierendes Wort fällt, eine Entwertung, eine Verhöhnung, ein Stich ins Herz, dann kommt es mit deutlich wütendem Affekt zur Tat.

Der Unterschied zum Mordfall Georg Tamm wird hier besonders deutlich. Georg Tamm tötete nach einem lange und in mehreren Schritten vorbereiteten Plan seine Frau und scheiterte gewissermaßen an der Aufgabe, die Leiche verschwinden zu lassen. Er tötete diejenige, der er überdrüssig geworden war. Achim Brux tötete die Frau, die er über alles liebte. Liebte er sie wirklich über alles? Sie war in seiner Vorstellung letztlich zu seinem Objekt, war ein Teil von ihm geworden, sie gehörte ihm. Insofern verwechselte Achim Brux Liebe mit Besitzdenken, aber auch das ist eben menschlich.

Obgleich die Tötung von Ingrid Brux mit erheblichen Wutaffekten einherging, wie unschwer an dem Verletzungsmuster, das die Gerichtsmedizin beschrieb, zu erkennen war, so lag doch im vorliegenden Fall kein Affektdelikt im Sinne der juristischen Definition vor. Das Gericht erkannte aber, dass hier die Kombination der Tötung der Ehefrau und der dann beabsichtigten Selbsttötung im Sinne eines Mitnahmesuizids aus narzisstisch-besitzergreifenden Motiven vorlag, und stützte sich dabei auf die ausführlichen Darlegungen im Gutachten. Die Kammer sah das Mordmerkmal der niedrigen Beweggründe im vorliegenden Fall nicht als erfüllt an. Die psychische Labilität mit ihren deutlich depressiven Symptomen, die Achim Brux im Vorfeld der Tötung bereits über viele Wochen gezeigt hatte, bewertete das Gericht im Sinne einer krankhaften seelischen Störung dementsprechend als schuldmindernd. Achim Brux wurde wegen Totschlags zu einer Freiheitsstrafe von acht Jahren verurteilt.

Wenn sie tot wäre, ging's mir besser

Für Bettina Haveler kam der Tod morgens um 11.30 Uhr schnell und entschlossen. Wie jeden Dienstagmorgen saß sie in dem großzügigen Office der Personalberatung Hufschmied hinter einem eleganten Tresen. Es klingelte an der Tür, und sie drückte auf die Gegensprechanlage.

»Hier ist ein Paket für Hufschmied«, sagte eine männliche Stimme.

Bettina Haveler betätigte den Türöffner, und das Letzte, was sie noch bewusst wahrgenommen haben muss, war, dass kein Mitarbeiter eines Paketzustelldienstes vor ihr stand, sondern ihr Mann Thomas, der das Paket abstellte und eine Waffe aus seiner Jacke hervorzog. Vielleicht kamen ihr die letzten Momente ihres Lebens wie in Zeitlupe vor, aber es waren nur Bruchteile von Sekunden, denn Thomas Haveler hatte sich auf einem belgischen Militaria-Markt eine Waffe und Munition besorgt und sich gut vorbereitet. Er schoss fünfmal von vorne auf seine Frau. Zwei Schüsse verfehlten ihr Ziel und schlugen in der Wand hinter ihr ein, zwei aber trafen sie in die Stirn, und ein Projektil durchschlug den Hals. Das leere gelbe Postpaket, was er zur Tarnung mitgenommen hatte, beließ er auf dem Tresen, die Waffe steckte er wieder ein. Dann wandte er sich zum Gehen.

Die Schüsse blieben natürlich nicht ungehört. Die drei Mitarbeiter der Personalberatung, die an jenem Morgen im Office waren, hatten sich instinktiv erst einmal eingeschlossen aus Sorge, dass sie allesamt in Gefahr sein könnten. Nachdem die Tür des Office hörbar ins Schloss gefallen war und es über weitere Minuten ruhig blieb, öffnete Sigrun Halstedt einen Spalt weit die Tür ihres Büros, horchte noch einmal, ob es Geräusche gab, und trat dann als Erste auf den langen Flur. Sie lief nach vorne zum Empfang und schrie gellend auf, als sie die blutüberströmte Kollegin zusammengesunken und mit gebrochenen Augen vorfand. Es war das Bild einer Hinrichtung, wie man es von Gräuelfotos aus den Nachrichten kennt. Durch den schrillen Schrei alarmiert, kamen ihre beiden Kollegen hinzu; der Chef selbst war an dem Tag nicht im Haus. Alle waren wie gelähmt, keiner hatte den Eindruck, es gebe hier noch Erste Hilfe zu leisten. Schließlich traute sich einer der beiden Männer, nach dem Pulsschlag am Arm des Opfers zu tasten, den es aber schon längst nicht mehr gab. »Sie ist tot«, sagte er hilflos, während sein Kollege die Polizei rief.

Der Notarzt, der kurz darauf mit den Polizeibeamten eintraf, konnte nur mehr den Tod feststellen. Bei der Befragung durch die Polizeibeamten stellte sich heraus, dass keiner den Täter gesehen hatte. Sigrun Halstedt wusste aus ihren Pausengesprächen mit Bettina Haveler zu berichten, dass diese seit Ende 2001 auf eigenen Wunsch in Trennung lebte und ihr Mann sich mit ihrem Entschluss nicht abfinden konnte. »›Ich fühle mich mittlerweile nur noch hier sicher‹, sagte sie mir erst vor zwei Wochen.« Bettina Haveler habe durch die permanenten Nachstellungen ihres Mannes und die Angst, in der sie lebte, sehr angegriffen gewirkt. Er belästigte sie offenbar schon seit fast acht Monaten Tag und Nacht. »Ich persönlich habe ihren Mann nie gesehen«, fügte Sigrun Halstedt an.

»Welche Angehörigen gibt es sonst noch Ihres Wissens nach?«, wollte ein Beamter wissen. »Jonas, der Sohn. Der ist zehn oder elf, das weiß ich nicht genau. Er ist gerade aufs Gymnasium gekommen. Dann hat sie noch ihre Eltern und zwei Schwestern, eine in Neuss und eine andere … das weiß ich nicht. Ich weiß auch nicht, ob es ihr Mann war, der sie erschossen hat – aber wer sonst sollte so etwas tun?«

Dafür konnte der junge Mann am Informationsschalter des Büroturms eine recht gute Personenbeschreibung abgeben. »Hier ist so gegen 11.30 Uhr ein Mann mit einem Paket reingelaufen. Der grüßte noch freundlich, daran kann ich mich erinnern, denn viele laufen ja einfach so an einem vorbei. Er hatte so einen dynamischen, sportlichen Gang. Mitte vierzig, vielleicht auch etwas älter. Stirnglatze, Brille. Aufgefallen ist mir seine braune Lederjacke mit den grasgrünen Streifen an den Ärmeln.«

»Haben Sie ihn schon vorher mal gesehen, kam der regelmäßig hierher?«, fragte ein Beamter.

»Nein, den kannte ich nicht. Ich arbeite aber auch erst seit einem halben Jahr hier.«

»Haben Sie ein Auto gesehen?«

»Nein, habe ich nicht.«

Jetzt galt es, den Mann von Bettina Haveler zu finden und sich auch um den Sohn zu kümmern, der um diese Zeit noch in der Schule war.

Über Thomas Haveler fanden die Beamten rasch heraus, dass das Amtsgericht im Mai 2002 nach dem neuen Gewaltschutzgesetz gegen ihn entschieden hatte, sich seiner Frau auf weniger als 50 Meter zu nähern. Es war ihm auch untersagt, sie brieflich oder telefonisch zu belästigen. Das Problem war nur, dass Haveler selbst sich von der Anweisung unbeeindruckt zeigte.

Jonas Haveler trafen die Beamten beim Vertrauenslehrer in der Schule an, wo er nach dem Unterricht verblieben war, um auf seine Mutter zu warten. Der Grund war, dass Thomas Haveler seinen Sohn am späten Vormittag in der Schule aufgesucht hatte und ihn dort abholen wollte, aber Jonas die strikte Anweisung hatte, nicht ohne Absprache mit seinem Vater mitzugehen, sondern stattdessen in der Schule zu bleiben und die Mutter anzurufen. Das hatte Jonas auch getan, aber nur die Kollegin der Mutter am Telefon gehabt. Und so wurde das weinende Kind, dem mitgeteilt werden musste, dass seiner Mutter etwas Schlimmes zugestoßen war, von den Polizeibeamten zu seinen Großeltern gebracht. Andere Polizisten kümmerten sich um die Suche nach Thomas Haveler und fanden ihn im Zuge einer umfangreichen Fahndung schon knapp drei Stunden später als Gast in einem Wellness-Hotel rund 30 Kilometer von Düsseldorf entfernt, wo er sich widerstandslos festnehmen ließ. Die Schusswaffe lag im Kofferraum seines dunkelblauen BMW.

In diesem Fall bekam ich den Auftrag, Thomas Haveler zu untersuchen, da er in seinem Geständnis berichtet hatte, sich von März 2002 bis April 2002 vier Wochen in stationärer psychiatrischer Behandlung befunden zu haben und jetzt wieder seit drei Wochen von seinem Hausarzt krankgeschrieben worden zu sein.

Dass ein Mann, der soeben seine Frau erschossen hat,

in einem Wellness-Hotel als Gast eincheckt und die Tatwaffe gelassen im Kofferraum des Wagens liegen lässt,
war doch bemerkenswert. Wie passte die wochenlange
Krankschreibung zum Wellness-Hotel? Wollte Thomas
Haveler es sich jetzt wirklich erst einmal gut gehen lassen? Was hatte er mit seinem Sohn vorgehabt? Was be-
wegt einen Menschen, seine Ehefrau, mit der er 15 Jahre
zusammen und davon zwölf Jahre verheiratet ist, so nie-
derzustrecken? Welche Wut oder welche tiefe Kränkung
ist die Grundlage für eine solche Exekution?

Die Lichtbildmappe zeigte das Bürohaus in der Düssel-
dorfer City, die Räumlichkeiten innerhalb des Gebäudes,
die Tür zur Personalberatung, das Office, wo Bettina
Haveler erschossen worden war, und die weiteren Räume
mit dem langen Flur.
   Der eigentliche Tatort war eine Art Tresen gewesen,
hinter dem Bettina Haveler ihr Büro gehabt hatte. Dem
Täter war es ganz offenbar auf die Tötung der Frau angekommen. Bei seitlichen Kopfdurchschüssen kann mitunter die Handlungsfähigkeit erhalten bleiben. Ich erinnere
mich an einen Fall, in dem ein gekränkter Ehemann versucht hatte, sich selbst zu erschießen, aber durch seitli-
ches Aufsetzen der Waffe die Sehnervenkreuzung getroffen hatte und erblindet war. Auch erinnere ich mich gut
an den tragischen Fall einer unglücklichen Jugendliebe,
bei der ein 19 Jahre alter Schüler seine Freundin erschoss
und dann sich selbst mit einem Schuss in den Kopf ins
Wachkoma beförderte. Ob er heute noch lebt, weiß ich
nicht. Wenngleich solche Fälle lange Jahre zurückliegen,
bleiben sie doch wegen ihrer menschlichen Tragik, nicht
zuletzt für beide betroffenen Familien, im Gedächtnis
haften.

Bettina Haveler war, wie sich den Akten entnehmen ließ, sofort bewusstlos und rasch tot gewesen. Bei der Waffe handelte es sich laut Polizeibericht um eine FN Browning HP älteren Datums aus belgischer Nachkriegsproduktion.

Einen Arztbrief über eine psychiatrische Behandlung fand ich nicht und machte mir die Notiz, dass ich später Thomas Haveler im Gespräch fragen würde, ob er mir die Genehmigung erteile, den Arztbrief anzufordern. Die Beiakten enthielten dafür Informationen über ein seit Ende Dezember 2001 zunehmendes Stalking-Verhalten von Thomas Haveler gegen seine Frau. Den Unterlagen zufolge stellte sich die Vorgeschichte so dar:

Die Havelers hatten sich Anfang Dezember 2001 getrennt, nachdem Thomas Haveler ein Jahr lang eine Affäre mit einer deutlich jüngeren Frau aus dem Fitnessstudio gehabt hatte. Die Beziehung war von Haveler selbst zwar im November beendet, aber von seiner Frau nicht verziehen worden. Um die Adventszeit luden beide ihre Familie und enge Freunde ein, um ihre einvernehmlich beschlossene Trennung bekannt zu geben. Thomas Haveler sagte, er werde erst einmal ausziehen, denn jeder müsse jetzt seine Gefühle sortieren. Das klang alles vernünftig, und die Freunde und Angehörigen, die später im Gerichtsverfahren als Zeugen aussagten, gaben alle an, die Stimmung sei sogar recht gelöst gewesen.

So nahm sich Thomas Haveler eine Wohnung im Süden der Stadt, Bettina Haveler blieb mit dem Sohn in der Eigentumswohnung im Nordwesten. Laut den in der Beiakte protokollierten Angaben von Bettina Haveler hatten die Eheleute vereinbart, dass Thomas Haveler am Wochenende die Familie besuchen und sich um den Sohn kümmern könne. Sie räumte ein, in den ersten Wochen noch nicht nachdrücklich verdeutlicht zu haben, dass sie der Ehe letztlich keine weitere Chance gab. Ihr wurde in den Adventswochen aber klar, dass sie das Vertrauen in die Beziehung als unwiderruflich erschüttert ansah, zumal besagte Affäre bereits die zweite in ihrer gemeinsamen Ehezeit gewesen war. 1994 hatte ihr Mann schon einmal ein kurzes Verhältnis mit einer Kollegin gehabt, aber man hatte sich, auch in Anbetracht des noch sehr kleinen Sohnes, letztlich wieder zusammengerauft.

»Ein zweites Mal war ich dazu nicht bereit«, gab Bettina Haveler zu Protokoll, als es vor dem zuständigen Familiengericht um die Frage ging, wie der Kontakt des Vaters zu seinem Sohn gestaltet werden sollte. Sie bekräftigte ihren unumstößlichen Wunsch nach einer Scheidung. Thomas Haveler hingegen hoffte weiterhin, seine Frau werde sich wieder versöhnlich zeigen. Er zog ohne größere Probleme aus, kam an den Wochenenden tagsüber zu Besuch, frühstückte sonntags mit seiner Frau und dem Sohn, ging mit Jonas schwimmen oder ins Kino und blieb bis zum Abendbrot An den Werktagen telefonierte er abends mit Jonas und erkundigte sich bei seiner Frau nach schulischen Dingen. Heiligabend verbrachten Bettina Haveler und ihr Sohn bei ihren Eltern, am ersten Weihnachtstag kam Thomas Haveler mit Geschenken für Jonas und einem goldenen Gliederarmband für seine Frau zu Besuch.

Während Bettina Haveler mit den häufigen Kontakten ihres Ehemannes zu ihrem gemeinsamen Sohn einverstanden war, wies sie das Schmuckstück, das ihr Mann für sie gekauft hatte, jedoch zurück.

»Deshalb gab es am ersten Weihnachtstag einen Riesenkrach. Mein Mann glaubte, dass ich einen anderen

Mann kennengelernt habe. Aber das war nicht so. Er schrie herum, rannte in der Wohnung umher, kontrollierte im Bad und im Schlafzimmer, ob ich Kondome da hatte, schüttete den Wäschekorb aus und suchte nach fremder Wäsche, er kontrollierte die Betttücher, riss meine Kleidung aus dem Schrank und suchte, ob sich andere Männerkleidung dort finden würde. Da griff er mich auch das allererste Mal körperlich an. Er fasste mich mit beiden Händen an den Oberarmen und schüttelte mich durch. Er schrie immer: ›Du bist nicht bei Trost. Du bist nicht bei Trost. Wir gehören zusammen!‹ Ich habe ihn nur mühsam beruhigen können. Er fing an zu weinen. Es war eine Katastrophe! Auch Jonas war völlig fertig«, gab sie zu Protokoll, als sie erklärte, warum sie auf einem Annäherungsverbot bestehen müsse. »Nach diesem Ausraster ging er irgendwann und rief dann mitten in der Nacht weinend an, dass es ihm leidtue und er sich entschuldigen wolle. Er hatte auch getrunken. So kannte ich ihn gar nicht. Dann rief er um vier Uhr wieder an und entschuldigte sich wieder. Von da an ging es los mit dem Telefonterror. Mein Mann rief jeden Abend und jede Nacht bei mir acht bis zehn Mal an, wenn Jonas zu Bett war. Er bekniete mich, er flehte, weinte, drohte dann aber auch zunehmend.« Nach Mitternacht rief er mehrfach an und fragte, ob sie schon schlafe, schon geschlafen habe oder auch nicht schlafen könne. Die Hinweise, dass die ständigen Telefonate den Schlaf des Sohnes stören könnten, ignorierte er beharrlich. »›Es geht jetzt um uns!‹, sagte er dann.« Bettina Haveler prägte ihrem Sohn ein, dass er nicht die Tür öffnen dürfe, wenn er alleine in der Wohnung sei, und den Vater nicht hineinlassen dürfe. Auch informierte sie befreundete Eltern, mit denen ihr Sohn zur Schule ging, dass es ihr wichtig sei, Jonas in

Begleitung zu wissen. Die SMS-Texte, die sie von Januar bis Juli erhalten hatte, waren ein Protokoll der zunehmenden emotionalen Not von Thomas Haveler und der zunehmenden Bedrängnis seiner Frau:

29.1.2002, 19.32 Uhr: »Meine liebste Bettina, was habe ich dir angetan, ich bin untröstlich, bitte verzeih mir, vergib mir ...«

2.2.2002, 8.45 Uhr: »Meine liebste Bettina, du bist alles für mich, du warst immer alles für mich. Lass mich nicht so leiden ... Du brauchst mich doch auch. Was willst du ohne mich mit Jonas tun?«

15.2.2002, 14.50 Uhr: »Jonas braucht seinen Vater!«

16.2.2002, 10.14 Uhr: »Was bist du für eine Mutter, dass du unserem Sohn den Vater vorenthältst? Du machst eine Waise aus ihm.«

18.2.2002, 23.05 Uhr »Wie kannst du das mit deinem Gewissen vereinbaren, dass du den Mann, der dich am meisten liebt, so in Verzweiflung stürzt?«

3.3.2002, 0.28 Uhr: »Mein Leben ohne euch ist nichts mehr wert. Es gibt kein Leben ohne dich und Jonas.«

25.4.2002, 21.48 Uhr: »Gib mir mein Leben zurück!«

5.5.2002, 19.30 Uhr: »Na, wie ist es mit anderen Männern? Ist es schöner als mit mir? Sag es ruhig!«

6.5.2002, 23.57 Uhr: »Bettina! Du gehörst Jonas und mir. Mach keinen Unsinn, ich warne dich!«

Die gewisse Pause in den drängenden Kontaktversuchen von März bis April hing mit Havelers freiwilligem Aufenthalt in der Psychiatrie zusammen. Nachdem er entlassen worden war, setzte er seine Botschaften mittels SMS unvermindert fort. Ab Ende April, Anfang Mai schrieb Haveler zusätzlich Briefe an seine Frau und stand regelmäßig abends über Stunden auf der gegenüberliegenden Straßenseite vor dem Haus, in dem Havelers eine

Eigentumswohnung besaßen, um zu beobachten, ob sie Männerbesuch empfing.

Ein Brief vom 15. Mai lautete: »Meine liebe Bettina, Du willst es offenbar nicht begreifen. Du und ich gehören zusammen, so wie Jonas zu uns gehört. Wir haben uns ewige Liebe geschworen, da kann man nicht einfach so ausbrechen. Gut, ich habe einen Fehler begangen, aber was ist eine vorübergehende Affäre dagegen, dass Du unseren Sohn ohne seinen Vater aufwachsen lässt? Was ist unsere Liebe gegen vergänglichen Spaß? Ich lasse mich so nicht abservieren! Ich werde das nicht zulassen, verlass Dich darauf. Ich kämpfe mit aller Kraft für unsere gemeinsame Zukunft. Du und ich, sonst nichts! ...«

Am 20. Mai wurde der Haveler deutlicher:

»... Ich werde es nicht zulassen, dass Du alleine mit Jonas Dein Leben lebst. Es gibt für Dich kein Leben ohne mich. Ist Dir das klar? Spiel nicht auf Zeit, meine Zeit ist länger.«

Als der Vater Jonas dann noch vor der Schule abfing und das Kind unter Druck setzte, auf seine Mutter »vernünftig« einwirken zu sollen, befolgte Bettina Haveler den Rat ihrer besten Freundin und erwirkte ein Annäherungsverbot.

Zwischenzeitlich war auch das Familiengericht mit der Trennung befasst gewesen, weil es um die Frage ging, ob Thomas Haveler seinen Sohn sehen dürfe. Trotz der Nachstellungen wurde unter Bezugnahme auf das Kindeswohl Thomas Haveler erlaubt, seinen Sohn alle 14 Tage für vier Stunden abzuholen. Jonas war es gar nicht recht, denn er ängstigte sich jetzt selbst vor seinem Vater, der ihm zunehmend angespannt und gereizt erschien, aber er traute sich auch nicht, sich gegen den Kontakt auszusprechen, aus der Sorge heraus, dass er damit sich oder seiner Mutter nur noch mehr Ärger bereiten könnte. Bei den Treffen mit seinem Vater wurde Jonas ständig ausgefragt, was die Mutter tue und wie sie lebe.

Anfang Juli erhielt Bettina Haveler einen Brief, der ihr noch mehr Sorgen bereitete: »Meine liebe Frau! Du willst es nicht anders. Ich werde Dich zu Deinem Glück mit mir zwingen, weil Du es offenbar nicht begreifen willst. Du und ich gehören zusammen, wir sind Jonas' Eltern, wir leben entweder gemeinsam, oder Du lebst gar nicht! Und ich will leben, das sage ich Dir! Oder stell Dir doch mal vor, Jonas würde etwas passieren? Das wäre schrecklich, oder? Nicht auszuhalten, oder? Ich sage Dir, kehr um! Komm zurück! Sonst gibt es ein Unglück. Dein Dich ewig liebender Ehemann Thomas.«

Bettina Haveler besprach sich mit ihren Eltern und ihrer Freundin. Die Eltern waren einerseits empört über das Verhalten ihres Schwiegersohnes, andererseits aber tat Thomas ihrer Mutter auch leid, und sie fragte die Tochter, ob sie wirklich so unversöhnlich bleiben wolle. »Er bemüht sich doch so. Er leidet wirklich, glaube ich.« Jonas sei schließlich auch noch so jung. Aber Bettina Haveler empfand für ihren Mann nichts mehr außer Missbilligung. Die Freundin riet zur Strafanzeige und meinte, man müsse ihren Mann einsperren. Aber das ging Bettina Haveler zu weit. Sie wollte nichts gegen ihren Mann unternehmen, sie wollte doch nur Ruhe für sich und das Kind. Warum machte er ihr das Leben so schwer? Warum konnte er sich so wenig darin einfühlen, wie gekränkt sie war?

Im Gegensatz zu Bettinas Mutter reagierte Thomas' Mutter auf den Trennungswunsch ihrer Schwiegertochter anders. Ihr Sohn hatte sich nach den ersten Wochen, die er noch in seiner neuen Bleibe ausgehalten hatte, wieder bei seinen Eltern einquartiert, da er die Einsamkeit nicht ertrug. Dort wurde über nichts anderes mehr gesprochen als über die Trennung und die aus Thomas' Sicht unangemessene Hartherzigkeit seiner Frau. Irene Haveler, seine Mutter, nahm allerdings Partei für die Schwiegertochter, die sie sehr mochte, und machte ihrem Sohn leise Vorwürfe, warum er die Mutter seines Sohnes denn betrogen habe.

Auch die Eltern vermochten nicht, ihren Sohn darin zu stärken, sich mit der Trennung sinnvoll auseinanderzusetzen. Seine Freunde, mit denen er in seiner Freizeit im Streichquartett spielte, zogen sich von ihm zurück.

Als Bettina Haveler am 18.7. mit ihrem Sohn spätabends nach Hause kam, traf sie zu ihrem Erschrecken auf ihren Mann, der sich in ihrer Abwesenheit durch ein halb geöffnetes Fenster in die Wohnung geschlichen hatte und sie dort erwartete.

Thomas Haveler ließ sich am nächsten Tag krankschreiben, und die Belästigungen nahmen wieder ab. Er rief alle zwei Tage an und fragte nach Jonas, sonst war es ruhig. Dennoch blieb bei Bettina Haveler das ungute Gefühl bestehen, weiterhin mit ihrem Sohn in latenter Bedrohung zu leben. Tragischerweise behielt sie recht.

Ich suchte Thomas Haveler in der Untersuchungshaft auf. Er sah so aus, wie der Zeuge aus dem Bürogebäude ihn beschrieben hatte: ein athletischer Mann, der allerdings leicht untersetzt war und der in der neuen Lebenssituation doch etwas zermürbt wirkte. Er hatte eine leichte Stirnglatze, dahinter blondes, kurzes Haar und trug etwas weiter vorne auf dem Nasenrücken eine Nickelbrille. Thomas Haveler hatte ein weißes Flanellhemd mit roten und blauen Karostreifen angezogen, dazu eine dunkelfarbene Jeanshose und schwarze Lederslipper, in denen seine Füße in dunklen Socken steckten. An der rechten Hand trug er einen Ehering, am linken Handgelenk eine etwas höherwertige Armbanduhr. Sein Blick war aufmerksam, ein wenig skeptisch-misstrauisch, und er setzte sich kerzengerade auf den Holzstuhl an dem kleinen viereckigen Tisch, an dem wir uns gegenübersaßen. Die Hände legte er mit den Unterarmen fast rechtwinkelig auf die Tischplatte, als ob er an einem Konferenztisch säße, und begann: »Da sehen Sie mal, wo meine Frau mich jetzt hingebracht hat ... Wie ist noch mal Ihr Name? – Sai- meee? Ist aber kein deutscher Name.«

»Nein, kein deutscher Name«, bestätigte ich, wie in solchen Fällen immer, freundlich-neutral.

Ich klärte ihn dann über die Untersuchungsbedingungen auf und fragte gleich zu Beginn, ob ich den Arztbrief vom April anfordern dürfe. Das erlaubte er. »Sie haben sich offenbar auf das Gespräch hier vorbereitet«, bemerkte er, und es wurde schnell deutlich, dass Thomas Haveler ein Mensch mit einem gewissen Dominanzanspruch war, der auch in seiner jetzigen Lage die Situation voll unter Kontrolle halten wollte.

Ob er gern etwas spontan mitteilen wolle oder sich überlegt habe, was er im Rahmen des Gespräches sagen wolle, bevor man dann seine Biografie von vorne besprechen würde, wollte ich wissen.

»Ich habe niemals gedacht, dass ich in eine solche Situation kommen würde.«

Da Thomas Haveler bemerkte, dass ich mir wirklich Zeit für seine Geschichte nahm, wurde er mit der Zeit im Gespräch zugänglicher und reduzierte seine Dominanzattitüde. Er schien vielmehr nicht undankbar dafür, dass er seine ganze Geschichte und seine Sichtweise einmal unkommentiert einer neutralen Person erzählen konnte.

Der Lebenslauf bis zur Tat lässt sich leicht zusammenfassen. Thomas Haveler wurde 1954 als Einzelkind geboren. Sein Vater war Filialleiter einer Bank im Ruhrgebiet, die Mutter war Hausfrau. Thomas besuchte die Grundschule, das Gymnasium, spielte im Schulorchester Violine und traf sich später bis zu dem ganzen Ehedrama regelmäßig mit Freunden zum privaten Streichquartett. Er machte ein recht ordentliches Abitur, absolvierte seine Bundeswehrzeit und wurde als Gefreiter entlassen. Danach machte auch er eine Banklehre, brachte es aber nicht zum Filialleiter und blieb daher in der Position hinter seinem Vater zurück.

»Karriere war für mich eigentlich nicht so wichtig. Ich wollte immer auch Zeit für meine Familie und die Musik haben. Aber irgendwie ist es schon eine Enttäuschung, wenn man als Sohn nicht mindestens die gleiche Position erreicht wie der Vater.«

»Enttäuschung für wen?«, wollte ich wissen.

Thomas Haveler machte eine Pause. »Ich denke, für meinen Vater und auch für mich. Eigentlich soll der Sohn ja immer etwas Besseres werden, zumindest aber nicht hintanstehen.«

Einmal hatte Haveler seine Arbeitsstelle gewechselt, weil er sich im Kollegenkreis unwohl fühlte und sich von seinem Chef nicht gebührend wertgeschätzt sah. Seit mehr als zwölf Jahren war er nun bis zu seiner Krankschreibung und Verhaftung beim selben Bankinstitut angestellt gewesen. Seine musikalische Leidenschaft war für ihn eine Art Gegenpol zu der gewissen beruflichen Unzufriedenheit.

Mit 16 Jahren hatte er die erste Freundin gehabt, von der ihm die Trennung auch schon schwergefallen war. Als sie ihn wegen eines anderen jungen Mannes nach eineinhalb Jahren verließ, rief er auch bei ihr einige Zeit noch zu Hause an und stand bei ihr vor der Tür, bis ihre Eltern ihm gehörig zusetzten und er die Sache aufgab. Dann blieb er länger alleine, hatte zwischendurch noch zwei Beziehungen zu Frauen, die ihm emotional weniger bedeuteten und von denen er sich selbst trennte. Mit 33 Jahren lernte er »relativ spät«, wie er selbst sagte, seine Frau bei einem guten Freund kennen und verliebte sich direkt in sie.

Bettina war fröhlich, häuslich, bodenständig, sparsam, was ihm als Bankkaufmann auch wichtig war, und sie bewunderte Thomas Haveler für seine Entschlossenheit. Er trat stets selbstsicher auf, hatte klare Vorstellungen von sich und seinem Leben, beide hatten ähnliche Ansichten über Kindererziehung, sodass sie drei Jahre später heirateten und der Sohn 1991 geboren wurde. Da die Schwangerschaft sehr kompliziert gewesen war, war für Bettina und Thomas Haveler gleichermaßen klar, dass sie es bei einem Kind belassen wollten. Über seinen Sohn freute sich Thomas Haveler, er ging liebevoll mit ihm um, spielte mit ihm und stand sogar in den Anfängen nachts auf und legte ihn trocken.

Als Haveler mit den Jahren merkte, dass er zu viel saß und zu wenig Bewegung hatte, schrieb er sich in einem Fitnessstudio ein, wo er eine junge Frau kennenlernte, mit der er erst nur flirtete, die ihn dann aber erotisch so anzog, dass er sich zu einer heftigen Affäre entschloss. Seiner Frau gaukelte er indes vor, dass er nach dem Fitnesstraining noch andere Kurse belegte oder sich im Anschluss mit einem Freund traf. Diese rein sexuellen Treffen dauerten nicht lange, und ihm war selbst klar, dass sie keine Zukunft hatten – auch wenn er die Affäre über ein Jahr lang aufrechterhielt.

»Aber ich hatte, nachdem ich Vater geworden war, das Gefühl, jetzt wirst du alt. So mit Frau und Kind, das wollte ich zwar, aber ich wollte auch noch mal etwas erleben. Ich wollte wissen, ob ich für andere Frauen überhaupt noch attraktiv bin. Wissen Sie, ich hatte ja nicht so viele Frauen vor meiner Ehe. Und der eigene Sohn zeigt einem ja auch, dass man älter wird. Da dachte ich damals, das kann doch jetzt nicht alles gewesen sein. Ich meine, ich war ja gerade mal Mitte vierzig!«

»Was hat Ihnen die Affäre mit der jungen Frau denn gegeben?«

»Im Nachhinein würde ich sagen, es war eigentlich reine Eitelkeit. Einfach sich bestätigt fühlen als Mann, dass ich auch für eine junge Frau attraktiv bin. Dass ich noch andere Frauen haben könnte. Es war sexuell spannend, weil man sich ja eben nicht so gut kannte. Ich weiß nicht, ob Sie verheiratet sind.« Haveler machte eine Pause, sprach aber weiter, als er merkte, dass ich weiter auf seine Angaben wartete. »Unsere Ehe war liebevoll, und es war auch schön, aber es war nicht mehr so aufregend wie zu Anfang, wenn Sie wissen, was ich meine.«

Seine Frau bekam zum Ende der ganzen Angelegenheit davon Kenntnis, weil sie zu Hause eine eingehende SMS an seinem Handy las. »Kann heute nicht. Rufe dich an, LG Cornelia.« Wer war Cornelia?! Sie stellte ihn zur Rede, und danach hing der Ehesegen ein paar Wochen gehörig schief, aber Thomas Haveler zeigte sich reumütig, entschuldigte sich vielfach, verwöhnte seine Frau mit regelmäßigen Blumensträußen, führte sie aus, zeigte sich zerknirscht über seinen Fehler, in der Hoffnung, dass sie ihm noch eine Chance gab und ihm verzieh. »Ich wusste ja, dass das, was ich getan hatte, nicht richtig gewesen war. Meine Frau war ja im Recht, und ich wollte, dass sie mir verzieh. Vielleicht ist mir da zum ersten Mal klar geworden, wie wichtig meine Frau für mich ist.«

Thomas Haveler schilderte mir aber auch seine Empörung darüber, dass seine Frau sich damals so lange habe bitten lassen. »Als Jonas drei war, hatte ich eine kurze Affäre mit einer Kollegin, das ging über zwei, drei Wochen. Da habe ich meine Frau auch wieder rumgekriegt. Jetzt aber hat sie mich so richtig zappeln lassen. Ich hatte doch die Beziehung zu Cornelia beendet, habe den Fehler eingesehen. Dann muss auch gut sein. Ich fand sie ziemlich nachtragend und habe ihre Macht gespürt, die sie voll und ganz ausgelebt hat. Sie wollte mir irgendwie zeigen, dass sie am längeren Hebel sitzt. Aber so sind wir Männer eben.« Thomas Haveler setzte einen koketten Blick auf und legte den Kopf zur Seite.

Ich wollte mehr zu seinem emotionalen Erleben in der Situation wissen, in der seine Frau ihn verschmähte. »Im Grunde weiß ich von mir, dass ich nicht gut allein sein kann. Das war schon bei meiner ersten Freundin so. Da bin ich auch eine Zeit lang drangeblieben.«

»Aber dann haben Sie irgendwann Abstand nehmen können?«

»Ich bekam ja gehörig Ärger mit ihrem Vater, und dann habe ich mir gesagt, ich bin ja noch jung, da kommt sicher noch etwas. Aber schwer war das schon. Ich war auch eifersüchtig, dass sie ein neues Glück hatte und ich allein zurückblieb.« Seine Körperhaltung war immer noch aufrecht, aber nicht mehr so offiziell und straff gespannt wie zu Anfang. »Wenn ich nicht an einer Frau hänge, dann ist es egal, aber wenn ich jemanden richtig mag, dann tut es schon weh. Das ist so ein Schmerz, der nagt an mir. Der frisst sich so von innen durch. Und dann fühle ich mich schwach und ausgeliefert. Das gibt man ja nicht gerne zu, aber das ist schon so. Und meine Frau hat das damals voll ausgekostet.«

Jetzt sei es für ihn so unfassbar gewesen, dass alles Betteln bei seiner Frau nicht geholfen habe.

»Können Sie sich vorstellen, warum Ihre Frau sich so unversöhnlich gezeigt hat?«, frage ich.

»Im Grunde nein. Natürlich war das von mir nicht richtig, aber ich habe mich ja mehr als genug entschuldigt, bin auf den Knien vor ihr her … Ich habe auch sonst meiner Frau jeden Wunsch erfüllt, so wie wir das eben konnten. Ich habe die Wohnung ausgestattet, wir hatten ein gutes Leben.«

Zu anderen Kränkungen befragt, erklärte Thomas Haveler, dass er es bedauert und ungerecht empfunden habe, nicht Filialleiter geworden zu sein, obwohl er fachlich dazu uneingeschränkt in der Lage sei. Man habe ihm aber immer gesagt, dass er für Mitarbeiterführung nicht so geeignet sei. Das sehe er aber anders. »Jetzt macht das jemand, der hat noch nicht mal Kinder. Da sage ich immer: Wer Kinder hat, der kann auch Mitarbeiter führen.«

Was mir in dem über viele Stunden dauernden Gespräch auffiel, war die geringe Bedeutung seines Sohnes in seinen eigenen Schilderungen. Thomas Haveler, der mit seinem Sohn spielte, mit ihm schwimmen ging und keinesfalls wollte, dass er ohne Vater aufwuchs, hatte durch die Tötung der Mutter dieses elf Jahre alten Jungen ja genau dazu beigetragen, dass das Kind jetzt wohl ohne seine leiblichen Eltern würde auskommen müssen, denn es war zu erwarten, dass Thomas Haveler die nächsten

Jahre kaum in Freiheit verbringen würde. Umso bemerkenswerter war, dass sich Thomas Haveler im Gespräch alle Mühe gab, sich letztlich eher selbst als das eigentliche Opfer dieser Familientragödie zu sehen und auf meine Frage, was er denn selbst von der Gerichtsverhandlung erwarte und wie er seine Zukunft sehe, antwortete: »Ich wünsche mir, dass das Gericht wirklich versteht, was meine Frau mir mit ihrer Haltung angetan hat. Ich möchte nichts mehr, als mich um Jonas zu kümmern. Er braucht mich. Ich kann hier nicht Jahre herumsitzen, während mein Sohn draußen ohne mich aufwächst.«

»Ihren Wunsch verstehe ich gut. Glauben Sie denn, dass er auch realistisch ist?«

»Ich weiß es nicht.« Haveler zog die Mundwinkel skeptisch nach unten und machte eine Geste schicksalhafter Ergebenheit. Ich fragte aber weiter nach.

»Nähmen wir einmal an, Sie hätten die Gelegenheit, sich draußen um Ihren Sohn zu kümmern. Wie würde sich das für Ihren Sohn anfühlen?«

Herr Haveler sah mich erstaunt an und schwieg lange. »Ich bin sein Vater«, wich er aus.

»Ja. Das ist richtig. Ich frage Sie, ob Sie eine eigene Vorstellung davon haben, wie Ihr Sohn das Verhältnis zu Ihnen als Vater empfinden könnte. Sie sind ja einerseits sein Vater, der sich liebevoll um ihn gekümmert hat, aber Sie haben auch seine Mutter erschossen.«

»Darüber habe ich noch gar nicht nachgedacht.«

Wir gingen im Verlauf des langen Gespräches auch die Drohbriefe und die SMS durch. Ich kam darin auf die Stelle zu sprechen, in der Thomas Haveler seiner Frau geschrieben hatte, was denn wäre, wenn ihrem Sohn etwas passierte. Auf meine sehr konkrete Frage antwortete er: »Ja, ich hatte schon mal kurz die Idee, unserem

Sohn etwas anzutun, um meine Frau zu bestrafen. Dann würde sie zwar leben, aber ihr Leben wäre kaputt. Meines aber auch! Und mein Sohn ... nein, der ist ja völlig unschuldig. Das habe ich nicht übers Herz gebracht und dann die Idee auch gleich wieder verworfen. Aber geschrieben habe ich das schon, weil ich ihr Angst machen wollte.« Ob er sich denn eine konkrete Todesart für den Sohn vorgestellt habe, hake ich nach. »Na ja, ich dachte daran, ihn einfach zu erwürgen. Aber ich habe mir das dann nicht weiter überlegt. Ich habe gemerkt, wie mich die Vorstellung selbst unglücklich macht.«

In die Psychiatrie hatte er sich begeben, weil er nur noch schlecht habe schlafen können und es weder allein zu Hause noch bei seinen Eltern ausgehalten habe. Er sei mit der zugespitzten Situation der Trennung nicht zurechtgekommen, habe das Gefühl gehabt, eine Auszeit zu brauchen. »Ich war auch nicht geschlossen untergebracht, ich war ja nicht selbstmordgefährdet. Also, ich habe mal kurz daran gedacht, aber das habe ich ganz schnell verworfen, und den Ärzten hatte ich dazu auch nichts gesagt.« Die Trennung von seiner Frau sei für ihn so schmerzhaft gewesen, »wie wenn man bei vollem Bewusstsein eine Hand abgehackt bekommt«, sagte er.

Das Bild, das er verwendete, war einerseits drastisch und sicher ein Symbol für einen starken Schmerz. Es war aber auch das Bild einer Bestrafungsmethode, und gleichzeitig drückte er damit aus, dass er seine Frau im Grunde so betrachtete wie einen eigenen, zu ihm gehörenden Körperteil. »Wissen Sie, ich leide! Ich leide unter der Trennung von Jonas, ich leide unter meiner gesamten Situation. Das ist fürchterlich, dass das alles passiert ist! Nicht mal meine Mutter hatte Verständnis für mich. Ich werde immer nur als der Böse dargestellt. Aber ich habe meine Frau wirklich geliebt. Ich will auch nicht, dass mein Sohn bei Leuten aufwächst, die ihn gegen mich aufhetzen. Ich muss mich um ihn kümmern.«

Ich befragte Haveler zu der Wohnungsdurchsuchung, die er in den Anfängen unternommen hatte. »Die Vorstellung, dass meine Frau in den Armen eines anderen liegt, dass mein Sohn bei einem anderen Mann aufwächst, hat mich fast um den Verstand gebracht.« Bei einem seiner Musikerfreunde hatte sich Thomas Haveler besonders oft ausgeweint und schon im Juni gesagt, dass es ihm wohler wäre, wenn seine Frau nicht mehr leben würde. »Ich habe dem Fritz gesagt, wenn sie tot wäre, ging's mir besser. Fritz sagte darauf, das meine ich doch nicht ernst. Aber genau so empfand ich es: Wenn meine Frau nicht mehr leben würde, würde ich nicht so leiden.«

Sein Freund wurde später als Zeuge vor Gericht zu diesem Punkt vernommen, und er gab an, dass ihn der Satz erschreckt hatte. »Ich hätte aber nie gedacht, dass der Herr Haveler seine Frau erschießen würde. Ich dachte, er meint, dass seine Trauer weniger tief wäre, wenn sie einfach tot wäre. Er litt sehr. Aber dass er *das* damit gemeint hatte, nein ...«

Ich fragte Thomas Haveler noch einmal, wie er in der Rückschau das ganze Geschehen und auch seine Entwicklung beurteile.

Er reagierte unterschwellig gereizt: »Das habe ich Ihnen ja schon am Anfang gesagt. Es ist schlimm, was passiert ist. Natürlich ist das eine Katastrophe. Aber es hätte ja auch nicht so kommen müssen!«

»Geben Sie Ihrer Frau Mitschuld?«, wollte ich wissen.

»Ach, was heißt Mitschuld. Das klingt jetzt so ... Also, ich sage es mal so: Verantwortung für das, was passiert ist, tragen wir sicher beide. Ich sicherlich jetzt mehr als sie, das gebe ich zu. Aber sie auch.«

Richtig aufgebracht reagierte Haveler jedoch auf den Begriff Stalking, als ich ihn mit den Nachstellungen konfrontierte. Er sei nicht widerrechtlich in die Wohnung seiner Frau eingestiegen, sondern das sei die gemeinsame eheliche Wohnung, die im Übrigen ja auch beiden gehöre. Stalking sei der richtige Begriff für völlig fremde Täter. Er sei der Ehemann, der um seine geliebte Frau gekämpft und diesen Kampf verloren habe. Von daher sei auch dieses Verbot, sich seiner Frau zu nähern, völlig weltfremd und albern.

»Wenn Sie auch auf der Seite meiner Frau sind, dann können wir das Gespräch jetzt beenden. Entweder kann mich keiner verstehen, oder es will mich keiner verstehen. Sie offenbar auch nicht!«, griff er an.

»Herr Haveler, ich spreche hier mit Ihnen als Gutachterin und damit als eine medizinische Sachverständige. Ich bin nicht für Sie und nicht gegen Sie. Ich bin nicht für Ihre Frau und nicht gegen Ihre Frau. Das ist nicht meine Aufgabe. Ich will von Ihnen erfahren, wie Sie zu dem Menschen geworden sind, der geheiratet hat, einen Sohn hat, ein engagierter Vater ist und wie Sie Beziehungen zu Menschen gestalten. Dann kann ich verstehen und dem Gericht darlegen, wie Ihr Handeln in diesem Falle aus psychiatrischer Sicht, nicht aus juristischer, einzuordnen ist. Sie wurden ja auch psychiatrisch behandelt, also geht es um die Frage, ob Sie zum Beispiel bei der Tat psychisch krank waren, zumindest nach bestimmten Maßstäben, die der Gesetzgeber vorsieht. Ich sitze hier nicht, um moralisch über Sie oder Ihre Frau zu urteilen.« Dann machte ich eine Pause. »Möchten Sie denn das Gespräch jetzt fortsetzen, oder wollen Sie es beenden?«

Er wolle es schon fortsetzen, meinte er schließlich. Zerknirscht gab er an: »Es ist doch eine Katastrophe, dass meine Frau tot ist. Ich gäbe alles dafür, wenn ich die Zeit zurückdrehen könnte. Wissen Sie, ich liebe meine Frau!« Er machte eine kurze Pause und schluckte. »Ich habe sie immer geliebt. Es ist schlimm, was passiert ist. Das ist keine Frage. Und jetzt sitze ich hier mit meinen 48 Jahren unter Mördern und Räubern und Vergewaltigern. Nicht zu fassen!«

In der Formulierung »dass meine Frau tot ist« blieb seine persönliche Distanz zur Tat erhalten. Dennoch begriff er natürlich, einen fürchterlichen Fehler begangen zu haben. Seine Frau war ja nicht aus heiterem Himmel tot umgefallen, sondern mit großer Wahrscheinlichkeit würde sie heute noch leben, wenn er sie nicht erschossen hätte. Im Gespräch überwog über die Erkenntnis, falsch gehandelt zu haben, dennoch die Klage über die eigene Lebenssituation, erst vor der Tötung und nun im Gefängnis, sowie ein tiefes Gefühl der Genugtuung über die Abstrafung, die ein kleines Pflaster auf der großen Wunde der Kränkung darstellte.

Es galt noch die psychiatrische Abklärung, ob Haveler im eigentlichen Sinne depressiv erkrankt gewesen war. In meiner eigenen Untersuchung gelangte ich zu dem Ergebnis, dass eine Depression nicht vorgelegen hatte, sondern das, was Psychiater eine »Anpassungsstörung« nennen, also eine vorübergehende psychische Störung als Reaktion auf entscheidende Lebensveränderungen. Zu solchen können auch Trennungen gehören. Im klinischen Bild findet man depressive Symptome, Angst, Ärger und Verzweiflung, mitunter auch gewalttätige Ausbrüche, wie Haveler sie bereits beim ersten großen Streit gezeigt hatte, als er seine Ehefrau anging und durchschüttelte.

Als der Arztbrief später bei mir eintraf, sah ich mich in meiner Diagnose bestätigt: Narzisstische Persönlichkeitsakzentuierung und Anpassungsstörung.

Für die Beurteilung der Schuldfähigkeit kommt es jedoch nicht nur darauf an, ob jemand begründet oder unbegründet unglücklich ist, sondern es kommt auf das Ausmaß krankheitsbedingter Unfähigkeit an, sein Leben zu führen, auf den Schweregrad der Symptome und darüber hinaus auf die entscheidende Frage, inwieweit die Steuerungsfähigkeit zum Zeitpunkt der Tat beeinträchtigt gewesen war. Im vorliegenden Fall hatte Haveler nach seiner Entlassung aus der Psychiatrie seine Arbeit wieder aufgenommen. Er hatte sich drei Wochen vor der Tat krankschreiben lassen, aber es fanden sich keine harten medizinischen Kriterien für eine ausgeprägte depressive Störung. Vielmehr nutzte Haveler die freie Zeit, um sich zielstrebig darum zu kümmern, seine Frau zu töten. Er fuhr nach Frankfurt und trat dort offenbar in einem ihm sonst nicht sonderlich vertrauten Milieu so überzeugend auf, dass ein Kneipier ihm einen Mann vermittelte, der mit illegalem Waffenhandel zu tun hatte. Er fuhr mit diesem Mann nach Belgien, erwarb die Tatwaffe, bereitete seinen Zugang zu dem Büro seiner Frau vor, indem er sich als Paketträger ausgab. Er war in der Lage, mit dem eigenen Wagen zum Büro zu fahren, er fuhr danach zur Schule seines Sohnes, wo er nicht aufgeregt wahrgenommen wurde, sondern nur als nicht erwünschte Kontaktperson galt. Dann checkte er als Hotelgast in einem Wellness-Hotel ein. Es gab in seiner Persönlichkeitsstruktur sehr ausgeprägte narzisstische Züge, und seine Gestaltung von Intimbeziehungen war von einer deutlichen Selbstbezogenheit und Besitzansprüchlichkeit gekennzeichnet, aber Persönlichkeitszüge sind nur dann als Störungsbild im juristischen Sinne krankheitswertig, wenn sie die gesamte biografische Entwicklung in entscheidender Weise beeinträchtigen. Das war bei dem gut bürgerlichen Thomas Haveler, der bis zur Ehekrise in vielen sozialen Bereichen gut integriert war und über stabile Freundschaften und Familienbezüge verfügte, nicht der Fall. Haveler konnte Hobbys pflegen, hatte beruflich immerhin langjährige Beschäftigungsverhältnisse, mit denen er auch wirtschaftlich eine Existenzgrundlage schaffen konnte. Thomas Haveler war durch die Trennung psychisch labilisiert und sah sich einer Bankrotterklärung seines Lebensentwurfes gegenüber. Er war durch die autonome Entschlussfähigkeit seiner Ehefrau, die sich trotz seiner für ihn subjektiv als erniedrigend empfundenen Reue nicht umstimmen ließ, nachhaltig gekränkt.

Das Objekt, das ihm diese ständige Kränkung beibrachte, musste um der Selbstwertstabilisierung willen vernichtet werden. Thomas Haveler war die Vorstellung, seine Frau selbst zu töten, weniger unerträglich als die Vorstellung, sie könne mit einem anderen Mann glücklich werden, während er solchen Liebeskummer habe. So ist zu erklären, dass auch Menschen wie Thomas Haveler unter gewissen Lebensumständen ein Tötungsdelikt begehen können.

Für eine erhaltene Steuerungsfähigkeit bei der Tatbegehung sprachen demnach die langfristige, komplexe Planung zur Besorgung der Tatwaffe, die Rolle als Paketbote, die wiederholten Vorankündigungen der Tat bzw. einer Gewaltbereitschaft, um die Ehefrau wieder an sich zu binden. Sicherlich war es aber auch so gewesen, dass Haveler sich gedanklich immer wieder intensiv mit dieser Perspektive auseinandergesetzt und emotional gelitten hatte. Dennoch ist für die Beurteilung der Schuldfähigkeit immer auch zu prüfen, wie viel Handlungsspielraum ein Mensch zum Zeitpunkt der Tatbegehung noch gehabt hat. Je höher und komplexer der Planungsgrad einer Tat, desto eher ist für gewöhnlich (von wenigen Ausnahmen abgesehen) die Steuerungsfähigkeit erhalten. Dennoch muss man immer den konkreten Einzelfall begutachten.

Ich erinnere mich zum Beispiel an einen sehr vergleichbaren Fall, bei dem die Sache nur in einem Punkt anders lag. Da war ein Täter über Monate hinweg wegen seines psychischen Leidens an der Trennung nachweislich krankgeschrieben und fast lebensuntüchtig geworden. Auch sein Umfeld hatte erhebliche psychische Veränderungen beschrieben, sodass bei ihm, trotz ebenfalls guter Tatplanung, schuldmindernde Gründe infolge einer krankhaften seelischen Störung eindeutig darzulegen waren und das Gericht auch so entschied. Eine gute Tatplanung allein ist also nicht per se ein komplettes Ausschlusskriterium für eine beeinträchtigte Steuerungsfähigkeit, weil das Gedankenkreisen um die Tatausführung unter bestimmten Umständen im Einzelfall ein krankheitswertiges Ausmaß annehmen kann.

Anpassungsstörungen können in schwere Depressionen übergehen, die dann durchaus als schuldmindernd gewertet werden. In solchen Fällen sind aber Symptome einer schweren Depression dann auch für die Umgebung deutlich erkennbar. Der Erkrankte vermag sich nicht mehr um seine eigenen Angelegenheiten zu kümmern, er hat keinen Antrieb mehr, er isst kaum noch, vernachlässigt sich mitunter körperlich, grübelt nur noch, und das eigene Leben erscheint ihm aussichtslos. Er kann keine Freude mehr empfinden, kein Interesse aufbauen. Trennungsschmerz ist ein intensives Gefühl, das der schwer Depressive nicht mehr fühlen kann.

Thomas Haveler wurde wegen Mordes zu lebenslanger Haft verurteilt, die besondere Schwere der Schuld aber nicht festgestellt. Das Gericht legte in seiner Urteilsbegründung die emotionalen Motive der Tat dar und bewertete Thomas Haveler durchaus als einen leidenden Menschen. Die Anpassungsstörung, die Thomas Haveler psychiatrisch bescheinigt werden musste, bewertete das Gericht aber nicht als so schwerwiegend, dass hierdurch Einbußen der Steuerungsfähigkeit oder gar eine Aufhebung der Einsichtsfähigkeit hätten begründet werden können.

Das Gericht wollte ferner wissen, ob aus psychiatrischer Sicht Gefahr für den Sohn bestehe. Wenn Thomas Haveler das Gefängnis verlassen würde, wäre der Sohn bereits 26 Jahre alt. Gegen ihn richteten sich die aggressiven Phantasien damals, als seine Frau noch lebte, nur mittelbar, nämlich als Mittel zum Zweck der Strafe gegen seine Frau. Die Frau war nun tot, es gab daher keine Notwendigkeit mehr, dem Sohn etwas anzutun. Das Motiv, die eigenen Kinder ausschließlich zu dem Zweck zu töten, dem anderen Elternteil großes Leid zuzufügen, nennt man nach der griechischen Mythologie Medea-Motiv. Nach Euripides soll Medea aus Rache an ihrem Ehemann Jason nicht nur dessen neue Frau vergiftet, sondern auch die gemeinsamen Kinder getötet haben.

Der Fall ist ein Lehrbuchbeispiel für das Risikopotenzial des sogenannten Expartner-Stalkings. Rund die Hälfte aller Stalking-Fälle sind dieser Kategorie zuzuordnen, und sie zählen, neben dem sadistischen Stalking fremder Täter, zu den risikoreichsten Stalking-Formen. Im vorliegenden Fall der Havelers kam es erstmalig während der Trennungsphase zu einem körperlichen Angriff auf die Ehefrau. Häufiger sind Fälle, in denen auch in der bestehenden Beziehung Gewalt regelmäßig ausgeübt wurde. Im Fall Haveler sprachen die Entwicklung der SMS- und Brieftexte sowie dann auch das Eindringen in die Wohnung der Ehefrau für eine eskalative Spirale. Hinzu kam noch, dass Haveler schon recht früh in seinem Trennungskummer über die Phantasie sprach, dass es ihm besser ginge, wenn seine Frau tot wäre. Im vorliegenden Fall gab es eine Entwicklung von abstrakten Todeswünschen in Bezug auf die Ehefrau hin zu immer konkreter werdenden Gedanken, selbst die Tötung vorzunehmen. Von der zunächst allgemeinen, feindlich gesinnten, auf emotionale Wiedergutmachung geprägten Vorstellung, die Frau möge gewissermaßen der Schlag treffen, ging es über die Idee, das eigene Kind zur lebenslänglichen Abstrafung der Frau zu töten, über in die zunehmend konkreten Gedanken, wie wohltuend es wäre, wenn man selbst sie für ihr Verhalten bestrafen könnte. So wurden aus diffusen Todeswünschen konkrete Tötungsphantasien und dann die konkrete Tatplanung.

Bei Expartner-Stalking gilt gerade das Ankündigen von Tötungsgedanken, wie sie Thomas Haveler zunehmend in seinen Briefen andeutete, als ernst zu nehmender Risikofaktor, zumal dann, wenn der Täter vorher auch schon körperlich übergriffig geworden oder unerlaubt in die Wohnung des späteren Opfers eingedrungen ist. Insofern war bei den Eheleuten Haveler zunehmend ein ernsthaftes Risikopotenzial zu sehen gewesen. Dabei spielen sich solche Dramen eben keineswegs nur in Verhältnissen ab, die als »sozial schwach« bezeichnet werden. Die zugrunde liegende Beziehungsdynamik hat mit sozialer Schwäche nichts zu tun.

Nun könnte man im vorliegenden Falle das Schuldprinzip bemühen und sich wundern, warum Thomas

Haveler so extrem auf die Zurückweisung reagierte, wo doch er selbst offenbar den Anlass für die Trennung gegeben hatte. Man könnte sagen, nicht er müsse nachhaltig gekränkt sein, sondern seine Frau. Dieser Ansatz hilft zum Verständnis des Fallgeschehens nicht. Tragödien dieser Art entwickeln sich, weil der nachhaltig zurückgewiesene Partner in seinem narzisstischen Anspruch auf Verfügbarkeit des Ehepartners gekränkt wird. Er ist, trotz aller Entschuldigungen, Geschenke und Fehlerbeteuerungen, nicht mehr in der Lage, den Ehepartner zur Umkehr zu bewegen, und verliert damit seine Einflusskraft auf dessen Verhalten. Seine eigenen Beteuerungen empfindet er aufgrund seiner narzisstischen Anteile zunehmend als Demütigung, als Erniedrigung seiner selbst. Das steigert die mit Zerstörungslust und Abstrafungswillen gekoppelte Wut, die letztlich zum Tatentschluss und zur Tat selbst führt. In der Ablehnung durch den Ehepartner erlebt der Gekränkte aber vor allem die eigene Schwäche, die eigene innere Abhängigkeit, die Unfähigkeit zum eigenen Glücklichsein ohne den anderen. Thomas Haveler beschrieb den Schmerz und die daraus folgende Hilflosigkeit drastisch, aber umso treffender: als werde ihm eine Hand abgehackt.

Immer wieder werde ich gefragt, ob ich den Menschen, denen ich gegenübersitze, nicht mit Wut und Verachtung begegne. Aber alle Verhaltensweisen, die wir als Menschen zeigen, entspringen letztlich unserer Natur. Das starke Interesse, die Hintergründe schwerer Gewalttaten zu erfahren, ist sicher sehr vielfältig. Die Taten zeigen uns, zu welchen Fehlhandlungen und Fehlentschlüssen der Mensch grundsätzlich in der Lage ist, wie brüchig im Einzelfall das Normen- und Wertesystem ist, mit dem wir durch das Leben gehen. Wie kann es sein, dass Menschen, die Werte und Normen des zivilen Zusammenlebens eigentlich internalisiert haben, andere Menschen töten? Unter welchen Bedingungen des Aufwachsens werden solche Werte und Normen erst gar nicht richtig vermittelt und vom Kind nicht verbindlich angenommen? Was benötigen Kinder, um zu psychisch gesunden, mitmenschlichen und belastbaren Erwachsenen zu werden? Jeder Fall verweist im Grunde auf die unausgesprochene Selbstbefragung: Könnte ich das auch tun? Könnte ich in so eine Lage geraten? Ich glaube sogar, dass das große Interesse an Kriminalfällen und Krimis genau damit zu tun hat. Der Leser oder Zuschauer erfährt ein fremdes menschliches Schicksal und kann sich mit gebührendem Abstand vergleichen: Wie wäre es bei mir? Habe ich Verständnis für den Täter? Fühle ich Abscheu, weil er Eigenschaften hat, über die ich selbst verfüge?

Während es eine Reihe von Kriminaldelikten gibt, bei denen wohl fast jeder sagen würde, dass er sich nicht einfühlen kann, ist dies bei Tötungen des Ehegatten im Rahmen von asymmetrischen Scheidungswünschen anders. Diese Tötungsdelikte geschehen eben gerade auch in jenen Milieus, die eher gewaltfern sind und bei denen der Täter aus der gesellschaftlichen Mitte stammt.

Darüber hinaus gilt: Dadurch, dass wir selbst nicht als Opfer betroffen sind, sondern das Schicksal uns unbekannter Menschen betrachten, sind wir gleichsam privilegiert, und das auch dann, wenn wir uns selbst sonst nicht als privilegiert wahrnehmen. Dass es uns besser geht als jenen, über die wir erfahren haben, bestätigt uns automatisch darin, es doch recht gut getroffen zu haben.

Es kann bei dem Bemühen um das Verständnis der Mechanismen von Gewalttätigkeit nicht ernsthaft die

Frage sein, schwere Straftaten zu relativieren. Jeder von uns weiß, dass man nicht töten darf, weder aus Eifersucht noch aus Gier oder aus anderen Gründen. Die Forensische Psychiatrie und all jene Psychotherapeuten, die in den sozialtherapeutischen Abteilungen der Haftanstalten arbeiten, sind damit befasst, an den Ressourcen von Gewaltstraftätern zu arbeiten, um sie zu befähigen, ein zivil verträgliches Leben zu führen.

Mir persönlich wird mit den Jahren meiner Arbeit immer klarer, dass wir auf einer alltäglichen konkreten Handlungsebene für unser Verhalten und unsere Geschicke zwar weitgehend selbst verantwortlich sind, von schweren psychischen Störungen einmal abgesehen. Wir treffen Entscheidungen, ob wir die Schule besuchen, einen Beruf erlernen, uns Mühe geben, weitgehend auf Alkohol und Drogen verzichten, unser Leben planen, Ziele ansteuern. Aber in einem übergeordneten Sinne nutzen wir Eigenschaften und Fähigkeiten, die uns als Person durch das Schicksal früh mitgegeben und zur Verfügung gestellt werden. Wie wir uns als Menschen entwickeln, resultiert aus einem ungemein komplexen dynamischen Wechselspiel zwischen genetischen Anlagen, emotionaler Kompetenz der Eltern und psychosozialen sowie sozio-kulturellen Einflüssen. Ich schildere Ihnen hier Fälle, in denen das besonders deutlich wird. Dabei kommt unseren Generationen seit 1945 immerhin noch zusätzlich zugute, dass wir seit mehr als 65 Jahren das große Glück haben, keinen Krieg zu kennen. Für Kindersoldaten in Ruanda sieht die Welt gänzlich anders aus. Wenn wir also fleißig sind und uns bemühen, mit Widrigkeiten des Lebens fertig zu werden und Herausforderungen anzunehmen, Verantwortung zu tragen im Beruf oder für die Familie, so haben wir uns diese Fähigkeiten nicht selbst ausgewählt, sondern die vorhandenen Gaben kultiviert. Sein Leben meistern zu können ist in meinen Augen letztlich ein Geschenk. Insofern gibt es für mich eine gemeinsame Wurzel des Menschseins. Im Grunde trennt uns sehr wenig von jenen, die wir verurteilen müssen.

Der war ja nun schon tot

Maria Zettler putzte seit Jahren schon das Eigenheim von Josef Grafkamp, einem früh verwitweten, 77 Jahre alten pensionierten Mathematik- und Geschichtslehrer in Bremen. Josef Grafkamp hatte Rheuma und war etwas schwerhörig, aber darüber hinaus ging es ihm recht gut, und er pflegte vor allem seinen Bridge-Zirkel mit großer Ernsthaftigkeit. Wie jeden Mittwochmorgen gegen 9 Uhr schloss Maria Zettler die Haustür auf, und während sie noch auf der Treppenstufe stand und den Schlüssel ins Schloss steckte, fielen ihr drei Stellen am Türrahmen auf, an denen jemand mit einem spitzen Gegenstand das Holz beschädigt hatte.

Sieh mal an, da müssen heute Nacht Einbrecher versucht haben einzudringen, dachte sie mit einem mulmigen Gefühl. Sie würde gleich Josef Grafkamp darauf hinweisen, falls er das selbst nicht gemerkt hatte. Dann fiel ihr auf, dass die Rollläden am Haus noch nicht hochgezogen waren. Das war ungewöhnlich, da Josef Grafkamp ein Frühaufsteher war. Vielleicht war er krank und konnte nicht aufstehen? Sie öffnete die Tür, die trotz der Einbruchsspuren ordnungsgemäß verschlossen gewesen war, und trat einen Schritt in den länglichen Flur. Dann schrie sie auf. Auf dem Boden des Flurs lag Josef Grafkamp, erdrosselt mit seinem grauen Wollschal, das Gesicht blau verfärbt und aufgedunsen.

»Jesses Maria!!«, stieß sie hervor. Dann lief sie zum Telefon und wählte mit zittrigen Händen die Polizei.

Als diese kam, machte sie ihre spärlichen Angaben und betonte, dass sie sich nicht denken könne, wer für diesen gewaltsamen Tod verantwortlich sein mochte. Josef Grafkamp hatte ein zurückgezogenes Leben geführt, seine Ehe war kinderlos geblieben.

»Abends hat er immer die Rollläden runtergelassen, sobald er gegen sieben zum Fernsehen nach oben ging, auch im Sommer.« Jetzt war Juni, und folglich war es um 19 Uhr noch taghell. Im Fernsehraum im ersten Stock gab es ein TV-Gerät, für das Herr Grafkamp einen Kopfhörer benutzte. »Er war schwerhörig, und die Nachbarn haben sich über den lauten Fernseher beschwert. Da hat er sich die Kopfhörer gekauft.«

Den Beamten, die sich das Haus genauer besahen, fiel auf, dass die Schubladen des Schränkchens im Flur, der zwei Kommoden im Wohnzimmer, die Küchenschubladen und der Kleiderschrank im Obergeschoss offen standen bzw. nicht gänzlich geschlossen worden waren. Sonst war alles ordentlich.

»Er hatte immer Haushaltsgeld in der Schublade rechts neben der Spüle in der Küche«, wusste die Haushälterin der Kriminalpolizei zu berichten. Das dunkelbraune Herrenportemonnaie mit den Initialen J.G. fehlte jedoch. Wie viel Geld darin gewesen war, vermochte Frau Zettler nicht zu sagen. Fehlte sonst noch etwas? Frau Zettler ging mit den Beamten jeden Raum noch einmal durch. Irgendetwas im Wohnzimmer war anders als sonst, aber was war es? Schließlich kam sie drauf.

Herr Grafkamp hatte auf dem moosgrünen Velourssofa eine Kamelhaardecke liegen gehabt. Die stammte noch von seiner Frau, der immer kalt gewesen war. Seit ihrem Tod hatte er nichts Wesentliches an der Einrichtung verändert. Diese Decke aber fehlte nun. Seine silberne Zigarrendose hingegen stand unberührt auf dem Beistelltischchen. Auf Hausrat, der sich veräußern ließ, war es dem oder den Tätern offenbar nicht angekommen.

Was war mit Schmuck? Im Schlafzimmer bewahrte Herr Grafkamp den Schmuck seiner Frau in einer Schublade im Nachtschränkchen auf, ein paar goldene Ringe mit Halbedelsteinen, zwei goldene Gliederarmbänder und eine Perlenkette. Alles war noch da.

Demnach blieb festzustellen: Es fehlte das Portemonnaie, in dem mutmaßlich Geld war, und eine Decke, wobei nicht klar war, ob dies überhaupt mit der Tat im Zusammenhang stand. Und Herr Grafkamp lag mit seinem eigenen Schal erdrosselt im Flur. Die Rollos waren unten geblieben, die Haustür war ordnungsgemäß verschlossen worden.

Die Tat geschah im Juni 2001 in Bremen und blieb über eineinhalb Jahre ungeklärt.

Mitte Oktober 2002 war eine Schulklasse des örtlichen Gymnasiums mit ihrem Biologielehrer in dem Waldgebiet Bergedorfer Gehölz auf Exkursion. Drei der Jungen stießen dabei durch Zufall auf einen verrottenden, rostigen Wohnwagen, dessen Scheiben zum Teil blind waren; eine fehlende Fensterscheibe war mit Plastikfolie zugeklebt. Es war eine heruntergekommene Behausung, ein wenig unheimlich. Kaum vorstellbar, dass darin ein Mensch leben sollte. In unmittelbarer Nähe zu diesem seltsamen Wohnwagen fanden die Jungen ein braunes

Herrenportemonnaie mit einem Personalausweis, einer Krankenkassenkarte und einer EC-Karte, ausgestellt auf den Namen Josef Grafkamp. Die aufgeweckten Jungen gingen mit ihrem Fund zum Lehrer, der wiederum entschied, das Portemonnaie mitzunehmen und mit den Findern im Anschluss an die Exkursion zur Polizei zu gehen, um es dort abzugeben. Vielleicht hatte jemand sein Portemonnaie vermisst gemeldet, vielleicht war es gestohlen worden.

Dann ging alles sehr schnell. Es stellte sich heraus, dass es sich bei dem Portemonnaie um Eigentum des im Jahr 2001 ermordeten Josef Grafkamp handelte. So gelangten Kriminalbeamte gewissermaßen an die Haustür des 29-jährigen Ralf Kosselbach, der seit Jahren in dem verwahrlosten Campingutensil hauste und zufällig anwesend war, als die Beamten kamen. In dem Tohuwabohu aus leeren Wasser- und Bierflaschen, Brotresten, Lebensmitteltüten, Milchpackungen, durch schlechte Pflege und langen Gebrauch arg mitgenommenen Kleidungsstücken und sonstigem Unrat fand sich auch eine – allerdings nicht mehr so saubere – Kamelhaardecke. Ralf Kosselbach wurde mit dem dringenden Tatverdacht konfrontiert, den Rentner in seinem Haus in Bremen vor gut eineinhalb Jahren getötet zu haben.

Was den Kriminalbeamten sofort auffiel, war, dass Ralf Kosselbach im Kontakt völlig regungslos und gleichförmig schien. Er antwortete klar und präzise, wenn auch sehr knapp. Alle Fragen verstand er, er schien auch nicht verwirrt oder desorientiert, aber seine Stimme war monoton, sein Gefühlsausdruck völlig gleichförmig, ja gleichgültig, die Mimik gänzlich teilnahmslos. Ralf Kosselbach gab auch ziemlich rasch zu, den Mann, von dem er die Kamelhaardecke behalten hatte, getötet zu haben.

Aufgrund der auffälligen emotionalen Teilnahmslosigkeit beschloss die zuständige Staatsanwaltschaft, Ralf Kosselbach zur Schuldfähigkeit begutachten zu lassen. »Der ist in meinen Augen nicht normal«, sagte die junge Staatsanwältin am Telefon. »So was habe ich noch nicht gesehen.«

So erhielt ich die Akte mit den Fotos von dem heruntergekommenen, ausrangierten Wohnwagen, das Foto von dem Portemonnaie mit Inhalt, sogar ein Foto von der Decke war in der Akte. Ferner gab es die Aufnahmen vom Tatort und dem Toten. Es fanden sich der Obduktionsbericht und schließlich das Protokoll der Beschuldigtenvernehmung, das bemerkenswert wortkarg ausfiel.

Ralf Kosselbach traf ich in den Räumlichkeiten des Lazarettbereichs der JVA, in dem sich Gesprächsräume für Gutachter befanden.

Ganz so, wie Kosselbach schon in der Akte beschrieben worden war, war er ausgesprochen ruhig, unnahbar, gleichgültig, ohne dass man ihm Uninteressiertheit unterstellen mochte. Er war vor allem sehr einsilbig, sodass fast jede Frage eher mit ein bis zwei Worten als mit ganzen Sätzen beantwortet wurde.

»Möchten Sie zu Beginn des Gesprächs zunächst vorab schon etwas sagen, was Ihnen wichtig ist?«

»Nein.«

»Wenn Sie eine Pause möchten, sagen Sie bitte Bescheid.«

»Ja.«

Das weitere Gespräch gestaltete sich ähnlich zähfließend. Auch wenn im Grunde wenig zu erfahren war, war es mir wichtig, mir viel Zeit für Ralf Kosselbach zu nehmen und geduldig und aufmerksam seine knappen Antworten zu erwarten.

Was erfuhr ich von ihm? Ralf Kosselbach wurde in Bonn geboren. Mit seinen drei älteren und zwei jüngeren Brüdern sowie einer jüngeren Schwester wuchs er in Verhältnissen auf, die für die meisten Menschen hierzulande schwer vorstellbar sein dürften. Beide Eltern waren schwer alkoholkrank und kümmerten sich um ihre sieben Kinder so gut wie überhaupt nicht. Wie alt seine Eltern und Geschwister waren, wusste Ralf Kosselbach nicht.

»Hat mir keiner gesagt.«

Wie wurde denn mit Geburtstagen in der Familie umgegangen?

»Gab's nicht.«

»Auch nicht für die Kinder?«, fragte ich nach, um die Lebensverhältnisse im Elternhaus besser für das Gutachten illustrieren zu können.

»Nein.«

Die Mutter war mit der Fürsorge für ihre Kinder genauso überfordert wie der Vater. Beide Eltern waren arbeitslos. »Die tranken nur.«

Wie musste ich mir die Wohnverhältnisse vorstellen? »Müllberge. Chaos.«

Wer kümmerte sich um das Essen? »Keiner.« Kosselbach machte eine Pause. »Mal die Mutter, aber auch mal die Nachbarn.«

Wie habe er die Atmosphäre bei den Nachbarn erlebt. »Da war's besser.«

»Was war dort besser?«

»Besser halt.«

»War es dort ordentlicher?«

»Ja.«

»Wer kümmerte sich um die Wäsche? Wer hat sich darum gekümmert, dass Sie und Ihre Geschwister sich als Kind gewaschen haben?«

»Wäsche hat Mutter mal gemacht. Ab und zu. Oder auch wir.«

»Und in Ihrer Freizeit?«

»Der Fernseher lief immer, wenn wir Strom hatten. Hatten wir aber nicht immer.«

Ob das Jugendamt eingeschaltet worden sei, fragte ich.

»Weiß nicht. Mit zwölf Jahren kam ich ins Heim.«

Ralf Kosselbach war als Kind wiederholt dadurch aufgefallen, dass er in Supermärkten Lebensmittel stahl, Äpfel, Brot, Milchtüten, Fleischwurstringe etc. Ob er auch Süßigkeiten gestohlen habe? »Nein, mag ich nicht.«

Dann befragte ich ihn zur Dauer des Heimaufenthaltes: »Bis sechzehn.«

»Haben Sie einen Schulabschluss gemacht?«

»Ja, im Heim. Hauptschule.«

Wie er die Jahre im Heim erlebt habe? »Besser, viel besser.«

Was war besser? »Weniger Chaos.«

»Was war nicht so gut?« Ralf Kosselbach zuckte mit den Schultern.

»Und der Kontakt zu anderen Jugendlichen?«

»Wenig.«

Wegen seiner spröden Art wurde er als Sonderling verspottet. »Haben Sie darunter gelitten?«

Ralf Kosselbach hob kurz die Schultern. »Ich war lieber für mich. War besser.«

»Wie war es mit Schule schwänzen?«

»Wieso? Gab ja auch Arbeiten.«

Schon damals stahl Kosselbach für die Schule Stifte, Hefte usw. »Liegt ja alles rum.«

»Aber wussten Sie, dass man das nicht einfach nehmen darf?«

»Ich brauchte das eben.«

Gab es Gewalt in der Familie? »Nur vom Vater.«

So zog sich das Gespräch von Wort zu Wort, von Satz zu Satz, von Frage zu Frage.

Ralf Kosselbach saß recht gerade auf einem Stuhl, bewegte sich kaum, hatte beide Hände auf die hölzernen Armlehnen gelegt und blieb teilnahmslos, äußerlich ruhig, mit regungsloser Mimik und sprach mit monotoner Stimme. Er blickte geradeaus, neutral, sachlich, ohne persönlichen Rapport.

Nach der Entlassung aus dem Heim ging Ralf Kosselbach zunächst wieder zu seinen Eltern, dann aber floh er endgültig aus den häuslichen Verhältnissen. Mittlerweile waren auch zwei seiner älteren Brüder inhaftiert, einer wegen eines Körperverletzungsdelikts und einer wegen Einbruchdiebstählen. Im Folgenden lebte Kosselbach eine Zeit lang als Obdachloser und zog quer durch die Republik.

Später fragte ich ihn im Verlauf des Untersuchungsgespräches auch nach sexuellen Beziehungen. Ralf Kosselbach war einmal bei einer Prostituierten. Wieder zuckte er mit den Schultern.

»War nicht so ... Hat mir zu viel geredet.« Es sei daher bei einem solchen Besuch geblieben.

»Nur einmal?«

»Ja.«

Wie stellten sich das Leben und die Entwicklung von Ralf Kosselbach nun zusammenfassend dar, bis zu dem Tag, an dem er versucht hatte, bei Josef Grafkamp einzubrechen?

Ralf Kosselbach wuchs in völlig vernachlässigten und

vernachlässigenden Verhältnissen als Einzelgänger in einer Großfamilie auf. Eine Beziehung zu den Eltern oder Geschwistern entwickelte er so nicht, wie auch die Eltern keinerlei Beziehung zu ihren Kindern entwickelten, sondern diese offenbar irgendwie neben ihnen heranwuchsen. Wohl vermochte Ralf Kosselbach mit seiner auf das Wesentliche reduzierten Ausdrucksweise klar zu benennen, dass er als Kind sehr wohl Unterschiede in den häuslichen Verhältnissen wahrnahm und sich zu Hause sehr unwohl fühlte. Seit Kindheitstagen hatte Ralf Kosselbach für sich die Notwendigkeit gesehen, sich durch Diebstähle am Leben zu erhalten. Moralische Erwägungen hatten für ihn keine Relevanz. »War mir egal. Ich hatte ja nichts«, sagte er dazu.

Nach dem Hauptschulabschluss besserte sich für Ralf Kosselbach erst einmal nichts. Er zog umher, lebte von Diebstählen, wurde wiederholt für niemals allzu lange Zeit deswegen inhaftiert und wieder freigelassen und strandete irgendwann in Kiel. Dort fand er einen Hilfsjob in einer Autowaschanlage.

»Ging ja nicht so weiter«, sagte er zu der überraschenden Wendung, dass er nach den Jahren der Obdachlosigkeit Arbeit gesucht und gefunden hatte. Er wohnte in einem Männerwohnheim, konnte nach einigen Wochen sogar in das Gartenhäuschen seines Arbeitgebers einziehen und fühlte sich dort erstmals einigermaßen wohl. Er bekam ein kleines Gehalt und Trinkgeld von Kunden, ohne dass er unnötig viel mit anderen Leuten reden musste. Das war perfekt. So hielt er das zwei Jahre durch. Dann lernte sein Chef eine neue Frau kennen, die auch in den Betrieb einstieg und die Ralf Kosselbach ablehnte, weil er ihr wegen seiner Einsilbigkeit und verhaltenen Mimik undurchsichtig vorkam, auch wenn er eigentlich nichts tat, was sie beklagen konnte. Sie bestand darauf, dass ihr neuer Freund sich von Kosselbach trennte, und so rief sein Chef ihn eines Tages zu sich und verkündete ihm, das Gartenhäuschen könne er jetzt nicht mehr nutzen, er könne ja noch ein bisschen weiter arbeiten, aber der Bruder seiner neuen Freundin brauche auch Arbeit, und für allzu viele sei der Betrieb nicht groß genug. Kosselbach verstand und ging sofort.

»Warum haben Sie sich denn nicht ein Zimmer gesucht und sind weiter zur Arbeit gegangen?«

»Mich muss keiner rauswerfen!«

So war Kosselbach wieder ohne Arbeit und Obdach. Zum Arbeitsamt ging er ebenso wenig, wie er sich um Sozialhilfe bemühte. »Hab nicht daran gedacht.«

Er schlief auf Parkbänken, vor allem aber in Wäldern, wo er sehr viel sicherer sein konnte, nachts allein und ungestört zu sein. Er wusch sich gelegentlich auf Friedhöfen oder in öffentlichen Toiletten. Nachdem seine kleinen Ersparnisse aufgebraucht waren, begann er wieder zu stehlen. Er streifte in Norddeutschland umher und stieß schließlich im Bergedorfer Gehölz auf einen alten, abgestellten, ziemlich verwahrlosten Campingwagen, den er für sich okkupierte. Seine Ladendiebstähle führten erneut zu einer Haftstrafe, die er bis vier Monate vor der Tat an Josef Grafkamp verbüßte. Nachdem er das Gefühl hatte, mit dem konkreten Stehlen von Waren für seinen täglichen Bedarf nicht weiterzukommen, überlegte Kosselbach sich, in Kindergärten, Schulen und Werkstätten einzubrechen, um Geld zu stehlen, und weitete sein Gebiet wieder zwischen Kiel, Hamburg und Bremen aus. Wenn er nicht in seinem Wohnwagen wohnte, übernachtete er im Wald oder in Parks, wobei ihm Wälder wegen der Einsamkeit lieber waren.

»Und wie wäre es mit einer neuen Arbeitsstelle gewesen?«

»Wo denn?«

»Sie haben die andere Stelle doch auch gesucht und gefunden?«

»Hatte keine Lust mehr.«

Man wollte Ralf Kosselbach nicht haben, also ging er nirgendwo hin, so sein Gedankengang.

»Warum sind Sie denn nur nachts eingebrochen? Über Tag hätten Sie doch vielleicht auch noch Geld vom Personal stehlen können?«

»Wollte keinem begegnen. Nachts war ich allein.«

Nach einigen Stunden des Gespräches wurden wenige seiner Antwortsätze etwas länger.

Wie aber verhielt es sich nun mit Josef Grafkamp, und wie kam ein Mensch darauf, der sonst andere konsequent mied, einen alten Mann zu erdrosseln?

Kosselbach berichtete, was mir aus einigen vergleichbaren Fällen bestens bekannt ist:

Im Juni 2001 kam er am frühen Abend zufällig an dem Haus von Josef Grafkamp vorbei. Es war noch hell draußen, die Rollläden waren aber heruntergelassen, das Haus sah demzufolge verlassen aus.

»Und weiter?«

»Ich habe dann gewartet, was abends war. Also, dass es dunkel war.« Das Haus sei weiterhin dunkel gewesen. Das habe ihn in dem Glauben bestätigt, es sei unbewohnt. »Ich dachte, ich probier es da mal«, sagte er.

»Warum haben Sie denn von Schulen und Vereinen jetzt zu einem Einfamilienhaus gewechselt?«

»Weil das Haus verlassen aussah.«

»Woran haben Sie das festgemacht?«

»Die Rollläden waren doch überall runter. Und das am

Tag. Ich dachte, die sind weg.« Kosselbach schilderte, wie er an dem Haus zweimal geklingelt habe, um festzustellen, ob doch jemand da war. Es tat sich aber nichts. Was Kosselbach nicht wusste, war, dass der schwerhörige Josef Grafkamp oben ferngesehen hatte und mit den Kopfhörern das Schellen an der Tür gar nicht wahrnahm. Dann versuchte er, mit seinem Schraubenzieher die Tür aufzuhebeln, was sich aber als nicht so einfach erwies. Plötzlich und unvermittelt öffnete Josef Grafkamp ihm die Tür und brüllte wohl so etwas wie: »Was wollen Sie hier?!«

»Ich hab den Mann zurückgestoßen, bin ins Haus, und der brüllte weiter. Ich hab den auf den Boden geworfen, am Hals gepackt, und dann sah ich den Schal an der Wand. Den habe ich dann genommen und ihm um den Hals gelegt und zugezogen. Dann war Ruhe.«

»Wie lange haben Sie denn zugezogen?«

»Weiß nicht. Der sollte ruhig sein. Fünf Minuten vielleicht.«

»Wenn man jemandem fünf Minuten mit einem Schal den Hals zuzieht, ist der doch tot.«

»Weiß nicht. Hab nicht darüber nachgedacht. Der sollte vor allem ruhig sein.«

»Wenn Sie in ein Haus einbrechen, müssen Sie sich doch auch mal überlegt haben, was Sie tun, wenn Sie entgegen Ihrer Erwartung auf Menschen treffen?«

»Hab ich nicht.«

»Warum sind Sie nicht weggelaufen?«

»Weil der schrie. Ich wollte nicht wieder in den Knast.«

»Waren Sie ärgerlich?«

»Möglich.«

Wann er denn bemerkt habe, dass der Mann tot sei?

»Als er ruhig war, bin ich durch das Haus.«

Warum er nicht dann gleich geflüchtet sei?

»Der war ja nun schon tot.«

»Also wollten Sie trotz des neuen Umstandes die Gelegenheit auch nutzen?«

»Ja.« Er habe dann in der Küche ein großes Portemonnaie gefunden, da seien 500 Mark drin gewesen. Mehr sei nicht im Haus gewesen.

»Schmuck?«

»Was soll ich damit?«

Die dicke Decke im Wohnzimmer sei ihm aber aufgefallen. Die habe er praktisch gefunden und gut gebrauchen können. Daher habe er die auch noch mitgenommen.

»Die Polizei hat Sie im Verhör gefragt, ob Sie die Tat bedauern.«

»Nein, tue ich nicht.«

»Wieso nicht?«

»Ich kannte den doch nicht.«

So ließ Kosselbach den erdrosselten alten Mann im Flur liegen, nutzte die Gelegenheit, sich ungestört im Haus nach Geld umsehen zu können, fand nicht viel, aber immerhin etwas und ging.

»Die Tür war ordnungsgemäß verschlossen«, hakte ich nach.

»Ich hab den Schlüssel im Flur gesehen und von außen abgeschlossen. Sollte ja nicht gleich einer was merken.«

Nach der Tat blieb Kosselbach noch ein paar Tage in Bremen, zog irgendwann wieder umher und kehrte zu seinem Wohnwagen zurück.

»Warum haben Sie das Portemonnaie dort weggeschmissen?«

»Das Geld war auf. Das andere brauchte ich ja nicht.«

Was war nun aus psychiatrischer Sicht festzustellen? Wie ich es bereits anhand der Vernehmungsprotokolle in der Akte vermutet hatte, lag bei Ralf Kosselbach eine schwere schizoide Persönlichkeitsstörung vor. Schon der bedeutende Psychiater E. Bleuler hatte Anfang des zwanzigsten Jahrhunderts die schizoide Persönlichkeitsstörung sehr treffend beschrieben. »Schizoide wirken starr, undurchdringlich, trocken oder kalt. Sie können schweigsam sein, äußern sie sich, dann zu unbekümmert um die Wirkung auf andere. Sie können stumpf und gleichgültig wirken oder gespannt und gereizt sein ...«[3] Genauso wirkte Ralf Kosselbach im Gespräch, in seinem fehlenden Reueempfinden und seiner völligen Gleichgültigkeit einem Menschen gegenüber starr, kühl, undurchdringlich. Das Schreien des Mannes, auf dessen Begegnung er nicht eingestellt war, war schon zu viel expressiver menschlicher Ausdruck. Er machte Lärm, der ihn zu verraten drohte, er störte einfach, also musste er ruhiggestellt, ausgeschaltet werden.

Kosselbach blieb in seinen Äußerungen weiter völlig am konkreten Vorgehen orientiert. So erschien seine Tatschilderung eigentümlich ungerührt und auf einer sachlichen Ebene »logisch«, ohne dass ihr eine menschliche Beziehungsebene eigen war.

Bleuler weiter: »Im Guten zeigt sich das schizoide Wesen als Charakterfestigkeit ... im Unguten zeigt es sich als Rücksichtslosigkeit, Starrsinn, Egoismus, Ungeselligkeit ... oder sogar als Grausamkeit.«[4]

Die schizoide Persönlichkeitsstörung ist gekennzeich-

---

3 Eugen Bleuler, Lehrbuch der Psychiatrie, 15. Aufl., neu bearbeitet von Manfred Bleuler. Berlin, Heidelberg, New York 1983, Seite 577
4 Ebd.

net durch ein Muster aus Distanziertheit in mitmenschlichen Bezügen und eingeschränktem Gefühlsausdruck. Wie bei allen Persönlichkeitsstörungen lassen sich die Anfänge bis in die Jugend zurückverfolgen. Diese Menschen haben kein Interesse an zwischenmenschlichen Beziehungen, an Freundschaften, Bindungen, sie sind Einzelgänger, haben nur wenig Interesse an Hobbys oder anderen Tätigkeiten. Sie haben keine persönlichen Vertrauten, teilen sich nicht mit, gelegentlich fallen sie auch durch Normen- und Regelverletzung auf, wie im hier vorliegenden Fall Ralf Kosselbach durch seine zahlreichen Diebstähle und Einbrüche. Da die Personen selbst nicht an ihren Eigenschaften leiden, kommen sie nur selten in Therapie. Ihre Störung lässt sich auf den stark vereinfachten Nenner bringen, dass andere Menschen ihnen emotional nichts bringen. Anders als der Narzisst, der seine Kontakte nach Nützlichkeitserwägungen auswählt, ist im vorliegenden Falle mit »nichts bringen« gemeint, dass sie emotional gewissermaßen ohne »Nährwert« sind.

Aufgrund der massiven Vernachlässigung als kleines Kind, auf dessen Regungen und Bedürfnisse die Bezugspersonen nicht reagiert haben, hat sich eine völlige Selbstbezüglichkeit entwickelt. Menschliche Kontakte wurden schon ganz früh als völlig gleichgültig, emotional völlig versagend erlebt. Was aber nichts bringt, ist verzichtbar. Die Ursache liegt hier in einer sehr, sehr frühen Versagung emotionaler Geborgenheit und Aufmerksamkeit, wie sie bei Ralf Kosselbach durch die schwer verwahrlosten Eltern vorlag. Auf eine frühe emotionale Mangelerfahrung wird dann konsequent mit Beziehungsvermeidung reagiert.

Die moderne Neurobiologie kann mittlerweile auf medizinisch-naturwissenschaftlicher Basis hervorragend nachweisen, in welcher Weise Milieubedingungen die Reifung des Gehirns beeinflussen und sogar die Aktivitätsmuster einzelner Gene steuern, die für unser emotionales Erleben und Verhalten von Bedeutung sind. Nach wie vor wird gerne ein wenig despektierlich abgewiegelt, die Psychiater schöben jede menschliche Verfehlung bekanntlich immer auf eine schlechte Kindheit. Dank der Neurowissenschaften gelingt es jedoch zunehmend, Wechselwirkungen zu belegen. Dabei spielen immer die eigenen genetischen Anlagen und die Umweltbedingungen, unter denen wir aufwachsen, eine bedeutsame Rolle, und dies gilt ebenso bereits für die Eltern, von denen wir abstammen. So kann zum Beispiel eine bestimmte Variante eines Gens im Serotoninstoffwechsel, einem Botenstoff des Gehirns, dazu führen, dass ein Kind viel schlechter zu beruhigen ist als ein anderes, welches das Gen in einer anderen Variante vorliegen hat. Solche Kinder, die schlecht zu beruhigen sind, stellen ihre Eltern vor besondere Anforderungen. Hat aber auch die zugehörige Mutter deutliche Defizite hinsichtlich ihrer Ausgeglichenheit und Emotionsregulation, so verstärken sich hier zwei ungünstige Einflussfaktoren, die später das Sozial- und Bindungsverhalten des Kindes beeinflussen. Wiederholte frühe soziale Erfahrungen führen zu einem entsprechenden strukturellen Umbau von Netzwerken im Gehirn. Wenn wir als psychisch einigermaßen gesunde und leidlich sozial kompetente Menschen mit kleinen Kindern zu tun haben, verstärken wir ihren emotionalen Ausdruck automatisch. So lernen kleine Kinder, Emotionen wahrzunehmen und auszudrücken. Sind Eltern völlig gleichgültig und vernachlässigend, bleibt ein Erlernen dieser emotionalen Ausdrucksmuster aus. Schizoide Menschen sind nicht gänzlich emotionslos, aber es fehlt ihnen unter andrem daran, Emotionen differenziert wahrzunehmen und auch auszudrücken.

Insgesamt ist die schizoide Störung recht selten, und auch in der Forensischen Psychiatrie macht sie nur einen kleinen Teil der Diagnosen aus. In der Bevölkerung ist sie ungefähr genauso häufig wie die Schizophrenie, mit der sie aber – ungeachtet der Ähnlichkeit der Begriffe – nicht viel zu tun hat. Rund ein Prozent der Bevölkerung hat diese Störung.

Allerdings begehen schizoide Menschen zumeist keine Straftaten, was sich schon aus der sozialen Kontaktvermeidung ergibt. Wenn sie jedoch kriminell werden, dann besteht aufgrund ihrer emotionalen Teilnahmslosigkeit und ihres Desinteresses am Menschen die Gefahr der Begehung grausamer Delikte.

Der vorliegende Fall illustriert das recht anschaulich. Die Tötung geschieht, weil eine Person bei einem anderen, dem eigentlichen Vorhaben ein Störfaktor ist. Diese Tat, die der Täter eigentlich nicht geplant hatte, sondern ja durch seine vorsichtigen Tests, ob das Haus bewohnt ist, ausschließen wollte, hat ihn aber auch nicht so entsetzt, dass er danach sofort flüchtete und seine eigentliche Tatabsicht vor Schrecken aufgab. Da der Mann ja faktisch nun einmal tot war, nutzte Kosselbach die Gelegenheit nach dem Motto: »Wo ich schon mal da bin …« Die Frage nach Leidtun und Bedauern machte für ihn emotional gar keinen Sinn. Warum? Er kannte sein Opfer ja nicht, warum soll es ihm dann leidtun? Außerdem: Was schrie der ihn auch an? Der alte Mann war ein Entdeckungsrisiko. Die begleitende Emotion des Täters war vielmehr eine Wut in der Tatsituation über das ungeplante Auftauchen des Opfers.

Gelegentlich findet man Menschen mit diesem Störungsbild unter jener sehr kleinen Gruppe von Sexualstraftätern, die durch besonders gewalttätige Taten aufgefallen sind, namentlich Sexualmördern. Sofern solche Täter vom Gericht in die Forensische Psychiatrie eingewiesen werden, muss man klar sagen, dass die fachliche Entwicklung der letzten 15 Jahre in der Forensischen Psychiatrie dazu geführt hat, hier mit äußerster Skepsis eine günstige Prognose abzugeben. Im Regelfall bedeutet dies für die zahlenmäßig sehr kleine Gruppe von Menschen, dass sie dauerhaft hinter verschlossenen Türen leben.

Es ist in der Öffentlichkeit sicher zu wenig bekannt, dass auch die Forensische Psychiatrie in den letzten Jahrzehnten eine Entwicklung durchgemacht hat und die psychotherapeutisch gleichermaßen anmaßende wie verfehlt über-optimistische Grundhaltung, man könne jeden heilen und jedem helfen, einer realistischen Einschätzung gewichen ist, von der letztlich Patienten und Gesellschaft gleichermaßen mehr profitieren. Allerdings profitieren auch Menschen mit ausgeprägt schizoiden Störungen mitunter gerade durch länger dauernde Aufenthalte in einem therapeutischen Milieu von der Regelmäßigkeit, Zuverlässigkeit und Struktur ihrer Umgebung.

Ralf Kosselbach bekam eine Freiheitsstrafe wegen Mordes, begangen im Zustand erheblich verminderter Schuldfähigkeit, von zwölf Jahren und wurde in die Forensische Psychiatrie eingewiesen. Bei ihm wurde die schizoide Persönlichkeitsstörung als schwere andere seelische Abartigkeit gewertet und für die Tatsituation selbst eine erheblich verminderte Steuerungsfähigkeit angenommen. Da die der Tat und den tatkonstellierenden Faktoren zugrunde liegende Störung aber weiter fortbestand, waren die Voraussetzungen für eine Einweisung in die Forensische Psychiatrie gegeben. Bei Menschen mit einer derart schweren Persönlichkeitsstörung ist damit zu rechnen, dass ihr Aufenthalt in der Forensischen Psychiatrie deutlich länger andauert als die Freiheitsstrafe, die vom Gericht verhängt wurde. Dennoch können mit den Jahren intensiver psychotherapeutischer Arbeit solche in ihrer Beziehungsfähigkeit und emotionalen Entwicklung schwer beeinträchtigte Menschen wie bereits erwähnt profitieren, sodass von ihnen keine schweren Gewaltstraftaten mehr zu erwarten sind. Im Einzelfall kann es aber auch bedeuten, dass die Forensische Psychiatrie mit ihrem gesicherten Lebensraum langfristig das Zuhause für solche Patienten sein wird. Damit wird dann gleichermaßen der Gesellschaft wie dem schwer geschädigten Patienten ein Nutzen erwiesen. Die Gesellschaft wird vor Wiederholungstaten geschützt, und für Menschen, deren bisheriges Leben in derartig desolaten, ja menschenunwürdigen Verhältnissen stattgefunden hat, bietet die Klinik einen menschenwürdigen, sicheren Lebensraum.

Der ein oder andere Leser unter Ihnen wird nun vielleicht sagen: Wieso soll so ein Täter, der wegen 500 Mark einen alten wehrlosen Mann tötet, noch menschenwürdig leben?

Die Würde des Menschen ist unantastbar. Dieser Satz erhält seine wahre Bedeutungskraft und Gewichtigkeit nach meinem Dafürhalten erst dann, wenn wir ihn konsequent anwenden auf jene, die würdelos gehandelt haben. Die sittliche Reife einer Gesellschaft kann sich doch nur an ihrem Umgang mit jenen Menschen messen, die diese auf die Probe stellen. Psychotherapie von schwer gestörten Menschen bedeutet, ihnen mehr zu jenem Menschsein zu verhelfen, das auch in ihnen ist. In der Klinik, in der ich tätig bin, erlebe ich immer wieder eindrucksvolle Beispiele, auch wenn das im Einzelfall durchaus nicht bedeutet, dass hiermit Entlassungsprognosen verknüpft werden können.

Ralf Kosselbach kann lange Zeit nicht in Freiheit leben. So viel steht sicher fest. Von ihm geht eine Gefahr für die Allgemeinheit aus, daher bedarf er der Sicherung. Daran habe ich keinen Zweifel. Auch wird die Behandlung von Ralf Kosselbach nicht einfach werden. Aber wie wären Sie und ich, was wäre aus Ihnen und aus mir geworden, wenn wir unsere Eltern gegen die von Ralf Kosselbach hätten eintauschen müssen?

Ich weiß nicht, ob ich noch mal raus will

Andrea Zinselbach, 21, lag auf ihrem Bett im Schwesternwohnheim und hörte noch etwas Musik, um abzuschalten. Ihre Arbeit auf der Geburtshilfeabteilung mochte sie sehr, und sie war stolz auf sich, nach ihrer Ausbildung gleich dort übernommen worden zu sein. Sie kam gebürtig aus Rheydt, fühlte sich aber in Frankfurt am Main von Anfang an wohl. Gegen halb drei war sie vom Frühdienst zurückgekehrt, und etwa gegen 17.30 Uhr klopfte es an der Tür ihres im Erdgeschoss gelegenen Zimmers. Sie drehte die Musik leiser und rief ein fragendes »Ja!?« durch die abgeschlossene Tür.

»Meier, Hausmeister. Ich muss mal Ihre Heizung überprüfen.«

Sie erhob sich etwas unwillig aus ihrer bequemen Lage, ging zur Tür, wunderte sich im Stillen noch über die Uhrzeit, drehte den Schlüssel im Schloss und öffnete. Dann hatte sie keine Zeit mehr, sich zu wundern. Ein mit einer Sturmhaube maskierter, schlanker, mittelgroßer Mann, der ein langes Messer vor sich in der Hand hielt, drängte sie kraftvoll ins Zimmer zurück, schlug die Tür hinter sich zu und warf sie schneller auf das Bett, als sie handeln konnte. Unter weiterem Vorhalt des Messers grapschte sich der Mann eines der T-Shirts, das auf dem neben dem Bett stehenden Sessel lag, setzte sich rittlings auf sie und verband der völlig eingeschüchterten jungen Frau damit die Augen. Dann zerrte er ihr in Windeseile die Bluse aus der Hose, schob ihren BH hoch, zog ihr Hose und Slip herunter und vergewaltigte sie, indem er vaginal in sie eindrang.

»Stöhn, los! Stöhn mir was vor! Dann tu ich dir nichts.«

Nach vielleicht zwei oder drei Minuten sagte er: »Das war gut, ich komme wieder!«, erhob sich und verließ das kleine Apartment.

Andrea Zinselbach wagte zunächst überhaupt nicht, sich zu bewegen, aber als es mehrere Minuten still blieb, entfernte sie schließlich die Augenbinde, schob sich die Kleidung behelfsmäßig zurecht und floh schreiend und weinend aus ihrem Zimmer auf den Flur. Drei andere Bewohnerinnen des Schwesternwohnheims traten vor die Türen und versuchten die völlig aufgelöste junge Frau zu beruhigen. In Begleitung einer Kollegin ging Andrea Zinselbach zur Polizei.

Drei Wochen später, Mitte Februar 2002, traf Hiltrud Wetering dasselbe Unglück. Sie werkelte in der schmalen Küche ihrer Souterrainwohnung im Altbau eines gut bürgerlichen Viertels, als gegen 21 Uhr plötzlich ein Mann, der das auf Kippstellung stehende Wohnzimmerfenster fast lautlos aufgehebelt hatte, vor ihr auftauchte. Der schlanke, drahtige Mann mit Sturmhaube, vielleicht eins fünfundsiebzig groß, stürzte sich auf die 35 Jahre alte Lehrerin, umfasste sie von seitlich-hinten, hielt ihr den Mund zu und zerrte sie aus der Küche, sodass sie ins Stolpern geriet. Er schob sie, den Arm immer noch von hinten um ihren Hals gelegt, mit den befehlenden Worten: »Wo ist das Schlafzimmer, wo ist das Schlafzimmer?« in die Richtung, die Hiltrud Wetering in ihrer Panik andeutete, drückte sie bäuchlings auf das Bett und stemmte sich mit einem Bein auf ihren Rücken. »Wenn du dich bewegst oder schreist, erstech ich dich«, drohte er, ließ sie einen kurzen Moment los und schnappte sich ein Seidentuch, das auf einem Stuhl lag. Sein Opfer hatte die Anweisung verstanden und nickte stumm. Bislang hatte Hiltrud Wetering kein Messer gesehen, aber auf eine Beweisführung wollte sie es keinesfalls ankommen lassen. Sie versuchte, sich Details zu merken, die später vielleicht wichtig sein mochten, aber in der Bauchlage konnte sie nicht viel erkennen. Mit dem Tuch verband ihr der Mann die Augen, drehte sie dann auf den Rücken, sodass er sie von vorne sah, schob ihr Sweatshirt hoch und ihre Jogginghose samt Slip hinunter und drückte ihr die Beine auseinander.

Hiltrud Wetering versuchte durch Hin- und Herwerfen des Kopfes ihren Unwillen zu verstehen zu geben und fing an zu weinen. Den Täter beeindruckte das nicht, sondern er vergewaltigte auch sie, wobei sie einen starken Nikotingeruch wahrnahm, der in der Kleidung des Täters zu stecken schien. Was eine Alkoholfahne anging, war sie sich nicht sicher. Das Tuch, das der Mann ihr um die Augen gebunden hatte, war wegen des seidigen Materials unmerklich ganz leicht nach oben gerutscht, sodass Hiltrud Wetering es wagte, durch ihre fast geschlossenen Augen unter dem Rand des Tuches hervorzulugen. So erkannte sie die dunkelbraune Winterjacke des Täters, die aus Leder oder Kunstleder zu sein schien, und ein Stück blaue Jeanshose. Wie lange sie dort unter dem Mann lag, vermochte sie nicht realistisch einzuschätzen, es dauerte eine Ewigkeit für sie, und auch sie bekam den Befehl, Stöhnlaute von sich zu geben. Endlich ließ er von ihr ab und sagte in drohendem Ton: »Bleib schön liegen, ich komme sonst morgen wieder.«

Sie hörte, wie er seine Kleidung am Körper hochzog. Dann verschwand er offenbar durch die Wohnungstür, die Hiltrud Wetering zufallen hörte. Auch sie blieb dennoch die ersten Minuten so liegen, suchte mit aller Kraft ihre Gedanken zu sammeln und sich zu konzentrieren, während sie gleichzeitig spürte, dass ein unüberwindbarer Brechreiz in ihr aufstieg. Sie streifte die Augenbinde ab, rollte sich zur Seite und erbrach auf den Boden. Anschließend vergewisserte sie sich, dass sie wieder allein war, und rief die Polizei.

Ende Februar wurde die Krankenschwester Lisa Fraukemann sein Opfer. Die 23 Jahre alte Frau wohnte ebenfalls in einem Schwesternwohnheim in Frankfurt, und sie wurde nach demselben Muster vergewaltigt wie Andrea Zinselbach. Auch bei ihr klingelte der angebliche Hausmeister wegen irgendeiner zu erledigenden Arbeit. Wieder trug er eine Sturmhaube, und wieder nahm er ein Kleidungsstück seines Opfers und verband ihm damit die Augen. Während der Tat befahl er erneut Stöhnlaute und fragte: »Na, wie gefällt dir das?«, ohne freilich eine Antwort zu erwarten. Als er fertig war, befahl er Lisa Fraukemann, sie solle bis 60 zählen, dann könne sie die Augenbinde herunternehmen. »War gut, vielleicht besuche ich dich wieder«, sagte er noch und flüchtete dann.

Ich will an dieser Stelle vorwegnehmen, dass alle drei geschädigten Frauen nach der Tat erhebliche psychische Probleme entwickelten. Hiltrud Wetering hatte gar ihre Tätigkeit als Lehrerin aufgegeben und einen Antrag auf Berentung gestellt. Alle Opfer entwickelten Ängste und Misstrauen im Kontakt mit anderen Menschen, bei zwei

Frauen scheiterte die bis dahin bestehende Paarbeziehung binnen weniger Wochen. Alle vermochten nur schwer, sich alleine in Räumen aufzuhalten, und entwickelten beträchtliche Schlafstörungen.

Bei Sexualstraftaten dieser Art wird mittlerweile zunehmend häufiger eine forensisch-psychiatrische Begutachtung angefordert, aber nach wie vor werden nicht alle Sexualstraftäter überhaupt fachgerecht untersucht. In diesem Falle ging es nicht nur um die Frage, ob die Schuldfähigkeit infolge einer psychischen Störung vermindert gewesen sein könnte und der Mann, von dessen Gefährlichkeit man ausging, in eine forensisch-psychiatrische Klinik einzuweisen sei, sondern auch um die Frage, ob bei dem gegebenenfalls psychisch gesunden Mann ein sogenannter »Hang« zu Gewaltstraftaten im Sinne der Sicherungsverwahrung gemäß § 66 StGB festzustellen sei und er daher im Anschluss an die Verbüßung seiner Haftstrafe weiter untergebracht bleiben musste.

Nun werden Sie womöglich sagen: »Dass der Mann gefährlich ist, dafür brauche ich doch keinen Psychiater!« Das kann ich gut verstehen, und man fände wohl keinen vernünftigen Menschen, der diesen Mann nach den begangenen Taten noch für harmlos halten würde. Unser Rechtssystem sieht aber vor, Menschen, deren Taten aus einer schweren psychischen Störung resultieren, in eine Klinik einzuweisen, wo sie im Einzelfall dann auch weit länger geschlossen untergebracht bleiben, als ihre Haftstrafe dies vorsehen würde. Wir haben, wie jede forensische Klinik, beispielweise Patienten, die Sexualstraftaten begangen und für diese Taten eine Freiheitsstrafe von sechs oder acht Jahren bekommen haben, die bei uns in der Klinik jedoch schon seit mehr als zwölf Jahren geschlossen untergebracht sind und behandelt werden. Für

Menschen, die in die Forensische Psychiatrie eingewiesen werden, bedeutet dies, dass die Länge der freiheitsentziehenden Maßnahme, gerade bei schweren Sexual- und Gewaltstraftaten, nicht selten mehr als doppelt so lange sein kann wie die Strafe, die sie in Haft zu verbüßen hätten. Die Vorstellung, in der Psychiatrie könne man also komfortabel das Gefängnis vermeiden, ist sachlich ebenso falsch wie die Annahme, forensische Kliniken bedeuteten für die Gesellschaft ein ganz besonders hohes Sicherheitsrisiko. Der Auftrag der Forensischen Psychiatrie lautet nicht, etwas »für die Täter zu tun«, sondern durch Therapie und auch Sicherung zum effektiven Schutz vor Rückfallstraftaten beizutragen.

Die Sicherungsverwahrung hingegen ist eine Einrichtung des Strafvollzugssystems, zu der Täter, die als voll schuldfähig bzw. psychisch nicht gestört beurteilt wurden, nach Verbüßung ihrer zum Teil sehr langen Haftstrafen verurteilt werden, weil auch danach von ihnen ein hohes Maß an Gefährlichkeit für die Allgemeinheit zu erwarten ist.

Es ging hier also darum, den Täter auch längerfristig gesichert unterzubringen.

Vor allem aber hätten in diesem Fall vielleicht die drei Vergewaltigungen und damit die drei Opfer verhindert werden können, wenn man Benno Hakke, der über seine umfangreichen DNA-Spuren rasch als Täter hatte identifiziert werden können, bereits 1999 gutachterlich untersucht hätte, denn damals musste der zu dem Zeitpunkt 21 Jahre alte Mann erstmals eine Haftstrafe wegen eines Sexualdeliktes verbüßen. Benno Hakke hatte eines späten Abends im Sommer eine junge Frau, die in einem Park an ihm vorbeigelaufen war, sexuell genötigt. Als die Frau ihn passiert hatte und bereits ein Stück von ihm entfernt gewesen war, hatte Benno Hakke sich umgedreht, war hinter ihr hergerannt, hatte sie von hinten umklammert, zu Boden geworfen und ihre Brüste unter dem T-Shirt geknetet. Dabei hatte er sexuell erregt gewirkt, irgendetwas wie »Komm her!« gemurmelt und dann aber von ihr abgelassen, als sich von Weitem ein anderer Passant näherte und die Frau um Hilfe schrie.

Benno Hakke war damals nicht untersucht worden, und man schrieb die Tat vor allem seinem Alkoholkonsum zu. Vielleicht aber hätte Benno Hakke damals schon Auskunft geben können über die Vergewaltigungsphantasien, die er seit dem 15. Lebensjahr unablässig mit sich herumtrug. Vielleicht wäre es dann schon früher möglich gewesen, Benno Hakke einer Institution zu überstellen, die wirksam mit ihm an seiner Gefährlichkeit hätte arbeiten können.

Nun aber stellte sich der Anlass zur Begutachtung.

Die Akten, die ich vom Staatsanwalt zugesandt bekam, waren dieses Mal sehr umfangreich, denn Benno Hakke war seit der Jugendzeit vielfach wegen Laden-, aber auch wegen Einbruchdiebstählen aufgefallen und zunächst in enger zeitlicher Reihenfolge wiederholt vom Jugendrichter ermahnt worden. Er beging so viele Diebstähle, dass die Termine beim Jugendrichter schon fast der verbindlichste Kontakt waren, den Hakke im bürgerlichen Milieu hatte. Nach den fruchtlosen Ermahnungen wurde der Vollzug von Strafen zur Bewährung ausgesetzt, bis Hakke letztlich, da er sich nicht besserte, 1994 unter Einbeziehung des Bewährungsversagens dann doch für 20 Monate in den Jugendvollzug kam. Im August 1996 war er wieder draußen. Da war er 18.

Mit 21 Jahren wurde er aufgrund der sexuellen Nötigung, die wegen des Fehlens eines Waffengebrauchs und beischlafähnlicher Handlungen nicht im juristischen Sinne als »schwerer Fall« beurteilt wurde, zu einer Freiheitsstrafe von 16 Monaten verurteilt, die er nun im Erwachsenenvollzug verbüßte. Danach beging er weiter Diebstähle, aber das Motiv für seine Einbruchserien in Mietwohnungen und auch kleineren Einfamilienhäusern diente nicht mehr allein der reinen Bereicherung, sondern es ging Benno Hakke, wie er mir später erzählte, auch um das Eindringen in die Privatsphäre von Frauen.

Dann las ich die Akten mit den Zeugenaussagen der geschädigten Frauen. Immer trug Benno Hakke eine Sturmhaube, zweimal verschaffte er sich mit einem Trick Zugang zu den Apartments von Krankenschwestern, einmal stieg er in eine Souterrainwohnung ein, wie er es sonst auch von seinen Einbrüchen kannte. Er benutzte immer Kleidung der Opfer zum Anlegen einer Augenbinde. Knebel verwendete er allerdings nicht. Die körperliche Gewalt, die Benno Hakke jenseits der rein sexuellen Handlungen ausführte, war stets so viel, wie er zur Kontrolle über seine Opfer benötigte, nicht mehr und nicht weniger. Er bedrohte die Opfer entweder mit einem Messer, oder er behauptete zumindest, eines dabeizuhaben. Zusätzlich in Angst versetzte er sie mit der Ankündigung, gewiss oder vielleicht wiederzukommen, was für die Frauen noch einmal eine Steigerung des Albtraums sein musste. Der Angriff erfolgte stets blitzschnell, überfallartig und mit so viel Nachdruck, dass die überraschten, erschrockenen Frauen alle so gut wie keinen Widerstand zu leisten versuchten. Er verstand es offenbar durch Auftreten und Stimme, den Ernst der Lage zu verdeutlichen.

Den Akten nach zu urteilen, hatte sich Benno Hakke also bereits mit 21 Jahren mit der Vorstellung sexueller

Übergriffe auf Frauen beschäftigt, und nun wurden ihm mit 24 Jahren drei Vergewaltigungen, begangen in geringem zeitlichem Abstand, zur Last gelegt.

Ich fuhr mit den Akten und reichlich Notizpapier ins Gefängnis. Dort saß ich in einem nüchternen, schmalen Raum an einem kleinen, etwas wackeligen Tisch, unter dessen eines Bein ich ein gefaltetes Blatt Papier steckte, damit er beim Schreiben nicht immer hin und her kippte, und wartete darauf, dass Benno Hakke zu mir gebracht würde. Der Vollzugsbeamte klopfte an die Tür des Raumes, in den er mich eben geführt hatte, öffnete und ließ Benno Hakke eintreten. Ich stand vom Stuhl auf, ging die zwei Schritte, die der kleine Raum zuließ, auf Hakke zu, stellte mich vor und bot ihm den Holzstuhl gegenüber an dem Wackeltisch an, wobei es auch keine Alternative zu dem Sitzplatz gegeben hätte.

Benno Hakke war ein schmaler, drahtiger Mann, muskulös, aber eben nicht breit, sehnig, mit deutlicher Körperspannung im Raum stehend. »Wirkt wie unter Strom«, dachte ich mir. Er hatte ein recht rundes, fast weich wirkendes Gesicht, das im Kontrast zu seiner sehnigen Körperhaltung zu stehen schien. Seine wässrig-blauen Augen wirkten sehr unruhig, den Mund umspielte ein enttäuschter Zug.

Seine Kleidung war einfach, er trug eine sehr billige Jeans, die schlecht saß, abgetragene Turnschuhe und einen etwas schlotterigen grauen Wollpulli mit zu langen Ärmeln.

Als ich mit Hakke sprach, war schnell klar, dass ich mehrfach würde kommen müssen, denn er konnte sich selten länger als zweieinhalb Stunden überhaupt auf ein Gespräch konzentrieren, sofern Konzentrieren hier das richtige Wort war. Zudem sprach er hektisch, ohne Punkt und Komma, und verhaspelte sich zum Teil während des Sprechens aufgrund seiner Anspannung. Es schien, als wolle er, ohne die Zeit mit Atemholen zu verschwenden, seinen inneren Druck durch das Ventil des Gesprächs vermindern. Ich fragte mich umso mehr, wie es sein konnte, dass Hakke nicht früher schon psychiatrisch untersucht worden war.

Nach der üblichen Aufklärung über die Rahmenbedingungen der Untersuchung legte er gleich los. Es schien mir sinnvoll, Hakke erst einmal Raum für seine Mitteilungen zu geben und seine ganze Geschichte zu hören. Einzelheiten würde ich später in anderen Terminen nachfragen, nachdem ich sämtliche Informationen sortiert hatte.

Benno Hakke kam 1978 in Frankfurt am Main zur Welt und wuchs zusammen mit seinen drei Geschwistern in desolaten Verhältnissen auf. Seine Brüder Fritz und Franz waren sechs und vier Jahre älter, dann kam eine zwei Jahre ältere Schwester Klara, die streng genommen seine Halbschwester war und aus einer kurzen Affäre seiner Mutter mit einem anderen Mann stammte; er selbst war der Jüngste. Die Mutter Maria hatte mit 17 Jahren ihren ersten Sohn bekommen und mit 18 Jahren den drei Jahre älteren Kindsvater Sigi Hakke geheiratet, einen gewalttätigen Alkoholiker und Tyrannen, wie ihr Vater. Hakke lebte von irgendwelchen kriminellen Machenschaften, beging auch Einbrüche und war von Zeit zu Zeit immer mal wieder in Haft, das erste Mal zu der Zeit, als Maria Hakke mit Hardy Palenke umging, Klaras leiblichem Vater, dann erst wieder, als Benno Hakke ein Kleinkind war.

»Leider war er nicht lange weg. Den hätten sie gar nicht mehr rauslassen dürfen, das Schwein!«, sagte Benno Hakke. Das Elternhaus beschrieb er mit deutlicher emotionaler Erregung als eine unerträgliche Mischung aus Chaos und Gewalt. »Mein Erzeuger, Vater kann ich das nicht nennen, … der ist immer nur wegen Hehlerei und so drin gewesen, nie wegen der Sachen, die er wirklich gemacht hat. Einsperren hätte man den müssen! Kindesmisshandlung, Kindesmissbrauch, Vergewaltigung …«

Sigi Hakke verbrachte seine Zeit mit Trinken, Treffen seiner Freunde in Kneipen, die von Zeit zu Zeit ihre Konzession verloren und schließen mussten, und mit dem Misshandeln seiner Ehefrau und seiner Kinder. Maria Hakke war mit dem Führen des Haushalts und der Erziehung und Fürsorge für die Kinder heillos überfordert. Sie vermochte keine Ordnung zu schaffen, sich kaum um regelmäßiges Essen zu kümmern und war im Wesentlichen damit befasst, den Ehemann halbwegs friedlich zu stimmen, wenn der volltrunken und gereizt nach Hause kam. Benno Hakke schilderte, wie er sich oftmals mit den älteren Geschwistern aus Angst vor dem Vater hilflos hinter dem Sofa versteckte oder, als er noch klein war, bei den Eltern unter das Bett kroch. Wenn der Vater die Kinder entdeckte, verprügelte er sie mit allem, was ihm dazu geeignet erschien und in dem dürftig ausgestatteten Haushalt zu finden war: Pfannen, Teppichklopfer, Gürtel. Fritz, der Älteste, schlug mit 14 Jahren den Vater einmal so zusammen, dass der fortan nur noch die jüngeren Kinder zur Abfuhr seiner Aggressionen benutzte. Da war Benno Hakke acht.

»›Scheiß-Panzen‹ nannte er uns.«

Aber auch Maria Hakke war nicht in der Lage, die Kinder liebevoll zu betreuen, kindgerecht mit ihnen umzugehen, ihnen vorzulesen, sie zu trösten, zu beschützen. Sie schrie nur herum und fürchtete täglich die Rückkehr ihres Mannes.

»Normales Sprechen kannte ich von zu Hause gar nicht. Das hörte ich erst in der Schule, da konnte ich gar nichts mit anfangen. Meinen Vater habe ich nur brüllen hören. Wir vier Kinder hatten ein Zimmer, dann gab es noch ein Schlafzimmer für meine Eltern und das Wohnzimmer mit Sofa und Fernsehen. Da war auch so ein Vitrinenschrank, da hat mich mein Vater mal reingedonnert. Da ist das ganze Glas zu Bruch, und ich musste ins Krankenhaus. Meine Mutter hat dann gesagt, dass ich da beim Spielen reingelaufen bin. Stimmte aber nicht ...« Hakke fuhr fort und sprach so hastig, als ob er das, was er erlebt hatte, durch schnelles Sprechen rasch abhaken könnte. »Meine Mutter kenne ich draußen nur mit Sonnenbrille. Die wurde so vermöbelt, dass die bunt und blau war. Der ging es auch nicht besser als uns.«

»Hat sie auch getrunken?«

»Ja, aber längst nicht so viel wie mein Vater. Aber ohne Alkohol, das kenne ich gar nicht.«

Das Jugendamt sei seiner Erinnerung nach einmal vorbeigekommen, und dann habe der Vater sich aufgebaut und die Leute rausgeworfen. Danach sei keiner mehr gekommen.

»Haben denn Nachbarn mal die Polizei gerufen?«, wollte ich wissen, obwohl ich die Antwort, die kam, schon ahnte.

»Unsere Nachbarn waren auch nicht anders. Außerdem war das Familienangelegenheit, da hat sich keiner eingemischt. Und alle hatten Angst vor meinem Erzeuger.«

Ob die Kinder gleich misshandelt wurden oder ob es Unterschiede gab, auch in Bezug auf die Halbschwester?

»Es wurden alle gleich verprügelt. Meine Schwester vielleicht ein bisschen weniger, aber die hat auch eine

Menge abgekommen. Nur, dass er an die rangegangen ist, als ich zehn war.«

Was er davon mitbekommen habe, fragte ich nach.

»Ich hab's gesehen. Ich wollte aufs Klo, die Tür war nicht abgeschlossen, und da hab ich meinen Vater mit ihr gesehen.«

Was er damit meine?

Sein Vater habe mit der damals zwölf Jahre alten Schwester vor dem Waschtisch stehend den Geschlechtsverkehr ausgeführt. Die Schwester habe geweint, der Vater habe laut geschrien, dass der Sohn wegkommen solle. »Das war schlimm.«

Ob die Mutter davon wusste?

»Weiß ich nicht, ich denke schon. Das lief ja alles offen ab bei uns zu Hause. Die war wahrscheinlich froh, dass sie den Vater jetzt auf zwei Frauen … also, dass der jetzt nicht nur sie hatte … Und ich denke, die hatte auch einfach Angst. Die konnte meine Schwester nicht beschützen. Und ich war noch zu klein.«

»Haben Sie das Ihrer Mutter gesagt?«

»Phhh, nee. Dann hätte sie es dem Alten gesagt, und dann hätte der mich totgeschlagen. Das war schlimm. Auch als kleines Kind ist einem ja klar, das ist nicht in Ordnung. Das ist nicht normal. Aber man kann nichts tun.«

Aus Benno Hakke sprudelte es nur so heraus, sodass ich alle Hände voll zu tun hatte mitzuschreiben. Mir fiel auf, dass Hakke all dies frei von Selbstmitleid schilderte. Er gab einen Report ab, nicht mehr, nicht weniger.

Ich befragte Benno Hakke zunächst weiter zu seinem schulischen und sozialen Werdegang, weil ich auf das Thema Sexualität und die Einflüsse des Elternhauses zu einem späteren Zeitpunkt ausführlich zurückkommen würde.

Benno Hakke besuchte mit sieben Jahren die Grundschule, er wurde ein Jahr wegen Entwicklungsverzögerungen zurückgestellt. Wegen erheblicher Verhaltensauffälligkeiten, Weglaufen mitten aus dem Unterricht, Stören, aggressivem Verhalten gegenüber Lehrern und anderen Kindern und auch sexuell anzüglichem Verhalten kam er zwei Jahre später auf eine Sonderschule. Die beendete er dadurch, dass er nach dem 14. Lebensjahr gar nicht mehr hinging. Benno Hakke konnte nur spärlich rechnen und schreiben. Das Lesen ging einigermaßen. Dass er sich schlecht auf die Schule konzentrieren konnte, hing gewiss mit den Rahmenbedingungen zu Hause zusammen. Als er, damals schon auf der Sonderschule, das Einmaleins lernen sollte, übte der Vater nach seinen pädagogischen Vorstellungen mit ihm und schlug das Kind beim Aufzählen so oft ins Gesicht, dass es von der Mutter für die nächsten drei Tage eine Entschuldigung wegen »Krankheit« bekam und zu Hause gehalten wurde. »Die Reihe mit der Sieben habe ich nicht gekonnt. Drei mal drei ist einfach, das ist neun, weiß ich auch! Vier mal drei ist zwölf. Aber acht mal sieben …?! Ich kann heute noch nichts auswendig lernen. Das sitzt so drin!«

In der Schule sei er lange von anderen Kindern gehänselt worden, das sei auch immer ein Anlass gewesen, gegen sie vorzugehen. »Mit dem Namen Hakke, da können Sie sich ja denken, was die sagten. Der Hakke, der ist K…«

Ob ihm irgendetwas in seiner Schulzeit mal Spaß gemacht habe?

»Malen. Aber das habe ich einmal zu Hause gesagt, da gab es wieder Prügel. Das ist was für Schwule, sagte mein Erzeuger.« Hakke zuckte mit den Schultern und blickte ein wenig ratlos.

Wie lange die Misshandlungen bei ihm gedauert hätten?

»Wie bei meinem Bruder. Bis vierzehn. Dann habe ich zurückgeschlagen, und da war Schluss. Ich habe ihn auch verprügelt, wenn er meine Mutter angegangen ist. Ich habe ihm gesagt, wenn er sie anfasst, wenn ich das sehe, haue ich ihn tot.«

Warum er Partei für seine Mutter ergriffen habe?

Hakke schaute überrascht. »Sie war doch auch arm dran. Sie war völlig überfordert mit uns. Eine gute Mutter war die sicher nicht, aber die konnte eben nicht anders.«

Seine Schwester sei zu dem Zeitpunkt schon aus dem Haus gewesen. »Die war gleich weg, als die ihren ersten Freund hatte. Die ist die Einzige, mit der ich noch Kontakt habe.«

»Was macht Ihre Schwester heute?«, wollte ich wissen.

»Die hat zwei Jungs und lebt mit dem Vater ihrer Kinder zusammen. Die ist die Einzige von uns, die ihr Leben in den Griff bekommen hat. Und das, obwohl unser Vater … Also, es war ja nicht ihr Vater, aber trotzdem … Ihr Freund ist Elektriker, soviel ich weiß.«

Den Hauptschulabschluss machte Hakke in der Jugendhaft nach und schaffte ihn gerade noch so mit schlechten Noten. Eine Berufsausbildung absolvierte er nie, und niemals war er länger als ein paar Wochen als Hilfsarbeiter irgendwo beschäftigt.

Seinen Brüdern ging es ähnlich. Auch sie begannen zu trinken und wurden früh und oft straffällig. Der älteste Bruder saß wegen schwerer Körperverletzung in Norddeutschland in Haft, als ich Benno Hakke untersuchte.

Als Neunjähriger fing Hakke an zu rauchen, mit zehn

trank er erstmals Alkohol und dann gleich so viel, dass er im Krankenhaus wach wurde. Nach dem Erlebnis beschloss er, sich im Trinken mehr zu üben, und trank seither regelmäßig. Er schloss sich einer Gruppe von sozial vernachlässigten Kindern und Jugendlichen an, so wie er selbst eines war. In ihnen fand er eine Zeit lang eine Art Ersatzfamilie. Ihm gefiel es dort besser als zu Hause, und mit den anderen zusammen beging er erste Ladendiebstähle und Wohnungseinbrüche.

»Ich wusste, dass das verboten war, aber ich wollte die Clique nicht verlieren. Das gehörte dazu, ich kannte ja auch nichts anderes. Mein Vater ging ja auch klauen oder vertickte die Ware von anderen. Das mit den Wohnungseinbrüchen bekam aber einen besonderen Reiz für mich. Ich weiß nicht, ob das für die anderen genauso war, ich hab dazu nichts gesagt, aber wenn ich in den Wohnungen war, dann war das so eine geordnete Welt, die ich nicht kannte. Das zog mich an. Ich bin dann immer in die Schlafzimmer gegangen, und wenn da Frauensachen waren, das hat mich erregt. Also nicht die Kleidung selbst, sondern das Wissen, dass ich jetzt da bin, wo sich sonst eine Frau aufhält, die nichts davon weiß, dass ich das alles kenne.«

Von der Clique distanzierte er sich mit 14, als er untätiger Zeuge eines gewalttätigen Angriffs auf einen betrunkenen Obdachlosen geworden war. Andere Jugendliche der Gruppe hatten beschlossen, einen im Park liegenden Mann zusammenzuschlagen und zu treten. Sie brachten ihm dadurch eine Hirnblutung bei, an deren Folgen das Opfer Monate später verstarb. Hakke beteiligte sich daran nicht, traute sich aber auch nicht zu, die anderen von der Tat abzuhalten, sondern zog sich aus dem Geschehen zurück. Wie einer alten Ermittlungsakte zu dem

Fall zu entnehmen war, wurde vom Gericht festgestellt, dass Hakke unbeteiligt geblieben war und die Eskalation der Gewalt gar nicht mehr mitbekommen hatte. Die Polizei und den Notarzt zu rufen war ihm allerdings nicht eingefallen. Seither blieb er eher alleine, behielt aber das Stehlen in Läden und auch Einbrüche bei. Er stahl im Wesentlichen seinen persönlichen Bedarf wie Alkohol, Zigaretten und gelegentlich Kleidung.

Bei den Einbrüchen nahm er Bargeld mit, wenn er welches fand, drang aber zum Teil einfach auch so in Wohnungen ein, von denen er annahm, dass dort Frauen wohnten, und sah sich um, ohne etwas mitzunehmen.

Bei der Begutachtung von Sexualstraftätern spielt eine sehr ausführliche Sexualanamnese eine große Rolle. Es geht um die Erhebung der persönlichen umfassenden sexuellen Entwicklungsgeschichte und setzt voraus, dass diejenige Person, die begutachtet wird, auch bereit ist, sich ehrlich auf das Gespräch einzulassen. Dabei unterscheiden sich die Angaben zu dem Thema nicht selten in Abhängigkeit vom Begutachtungszeitpunkt und der Fragestellung des Gutachtens. Im Rahmen eines Strafverfahrens weiß der mutmaßliche Täter ja, dass das, was er sagt und was er verschweigt, womöglich für die Verteidigungsstrategie und das Strafmaß eine Rolle spielt. Von daher ist manchmal die Offenheit in solchen Gutachtengesprächen begrenzt. In anderen Fällen wiederum, und diese sind gewiss nicht in der Minderzahl, entschließen sich Menschen, die wegen Sexualstraftaten vor Gericht stehen werden, dazu, mit dem Gutachter ausführlich zu sprechen, zumindest soweit ihnen Zusammenhänge erinnerlich und bewusst sind. Für die Qualität eines Gutachtens ist es aus meiner psychiatrischen Sicht daher immer hilfreich, wenn sich Verteidiger und Mandant vorher klar darüber ausgetauscht haben, ob die Chance einer Begutachtung auch wirklich sinnvoll genutzt werden soll.

Untersucht man Straftäter zu einem späteren Zeitpunkt im Rahmen ihres mehrjährigen Therapieverlaufs zu den Fragen des Therapiestandes und der Gefährlichkeitsprognose, so bekommt man zum Teil völlig andere, ergänzende oder ausführlichere Antworten. Manchmal machen sich therapeutische Prozesse für die Qualität der Anamneseerhebung förderlich bemerkbar, weil derjenige nach Jahren Zugang zu bestimmten Dingen gewonnen hat, die er vorher über sich nicht hätte sagen können. Manchmal gewinne ich aber eher den Eindruck, dass auswendig gelerntes Therapiematerial heruntergebetet wird, ohne dass eine Verbindung zu demjenigen deutlich wird, der spricht. Zum Teil liegt dies sicherlich daran, dass jeder im Verlauf der Behandlung auch glaubt zu lernen, was die »richtigen Antworten« sind, und zum Teil wird im Rahmen psychotherapeutischer Prozesse auch eine Ausdrucksweise vermittelt, die der Person ursprünglich gar nicht eigen war.

Solche Therapieverfahren, das bestätigen mir auch die Täter selbst, nützen nur demjenigen, der wirklich einen Wunsch nach Veränderung hat. Die anderen macht es nur manipulativer. Dennoch gibt es keine Alternative zu den spezialisierten Psychotherapieverfahren. Es bedarf vielmehr einer weit größeren Anzahl von qualifizierten sexualtherapeutischen Ambulanzen, die Anlaufstellen für Menschen sind, welche sich mit sexuell abweichenden Phantasien von strafrechtlicher Relevanz befassen. Psychiater und Psychotherapeuten an Kliniken und in Praxen sind zumeist nicht auf diese Problematik spezialisiert und scheuen sich auch vor einer solchen Patientengruppe, wobei Männer mit sexuellen Phantasien in Bezug auf Kinder noch weit mehr Ablehnung erfahren, wenn sie versuchen, sich Hilfe zu holen, als Männer, die offenbaren, dass sie Gewaltphantasien gegenüber Frauen haben.

Das Elternhaus von Benno Hakke war für seine sexuelle Entwicklung nicht förderlich. Er schilderte, schon als recht kleines Kind im Alter von sechs oder sieben Jahren mitbekommen zu haben, dass der betrunkene Vater die Mutter in der Wohnung vergewaltigte.

»Ich habe erst später begriffen, was da läuft. Erst mal hatte ich nur Angst um meine Mutter. Ich hab gedacht, der macht sie kaputt.«

Mit acht Jahren wurde Hakke von seinen Brüdern und den anderen Jungen auf der Straße hinsichtlich des Geschehens aufgeklärt, ohne dass er naturgemäß die eigentliche Bedeutung verstand.

»Ich habe das als Kind oft gesehen, dass mein Vater sich auf meine Mutter gestürzt hat und die nicht wollte, aber die konnte sich nicht wehren.« Grenzen, die die Eltern vor den Kindern eingehalten hätten, gab es nicht. »Es war aber nicht immer nur mit Gewalt. Auch so haben wir das alle mitbekommen.«

Während er als kleines Kind Angst um die Mutter gehabt habe, habe er dann mit ungefähr neun Jahren gemerkt, dass ihn die Beobachtungen, die er zu Hause an den Eltern machen konnte, körperlich erregten und ihm angenehm wurden. Mit rund elf Jahren kam er in die Pubertät und geriet durch die Jugendclique, die ihn aufgenommen hatte, und auch durch die älteren Brüder in Kontakt mit Pornografie. Mit 13 hatte er eine erste gleichaltrige Freundin, auch sie wenig von den Eltern umsorgt und mehr auf sich allein gestellt. Mit ihr hatte er den ersten Geschlechtsverkehr, den er als enttäuschend empfand. Nach sechs Monaten gab er die Freundin auf. Mit 15, rund acht Monate vor seinem ersten Freiheitsentzug, hatte er wieder eine Freundin. Auch mit ihr hatte er sexuelle Kontakte, die gewaltfrei verliefen, die er aber letztlich nicht interessant fand.

»Ich merkte einfach, dass ich – obwohl ich das vom Kopf her nicht wollte – auf Gewalt stand. Ich wollte das wirklich nicht, ich hab das ja mit meiner Schwester mitbekommen und mit meiner Mutter. Ich weiß, das ist nicht in Ordnung. Aber ich merkte, dass mich eigentlich nur die Vorstellung anmachte, mir eine Frau mit Gewalt zu nehmen. Es geht gar nicht so sehr um Gewalt, also ich meine, nicht um Schlagen oder so, es geht nur darum, dass sie nicht will und ich mir nehme, was ich will. Es geht darum, dass es gegen ihren Willen ist und dass sie Angst hat, dass sie sich unterordnet.«

1999, kurz vor der sexuellen Nötigung, besorgte sich Hakke Gewaltpornos und verbrachte seine Zeit stundenlang mit ihnen. »Das nahm den Druck. Ich fühlte mich erst gut und dann irgendwie beschissen. Ich wollte ja nicht so ein Dreckskerl sein wie mein Erzeuger. Aber ich bin genauso einer. Ich bin ein Vergewaltiger. Wie mein Erzeuger.«

In ihm sei zunehmend der Wunsch entstanden, sich nicht nur Gewaltszenen dieser Art anzuschauen, sondern selbst gegen Frauen sexuell gewalttätig zu werden.

»Als ich im Jugendknast war, hatte ich auch schon Ideen im Kopf, Frauen zu vergewaltigen. Ich habe mir das beim Wichsen vorgestellt, wie ich mich auf die stürze und die tun müssen, was ich will. Ich habe aber nichts gesagt. Mir hat das ja gefallen, also sagte ich nix. Und ich wusste ja auch nicht, was das für Folgen hat.«

»Aber wenn man sich die ganze Zeit etwas vorstellt, was lustvoll ist und was man tun möchte, will man es dann nicht auch mal umsetzen?«

»Erst habe ich gedacht, es sind ja nur so Ideen im Kopf, gut zum Wichsen. Das war aber die ganze Zeit da.« Immer wenn er besonders frustriert oder verärgert gewesen sei, habe er sich mit diesen Phantasien beruhigt und befriedigt. »Ich hab mir auch überlegt, ob ich eine Sozialarbeiterin in der Jugendhaftanstalt ... Aber die kannte ich ja, und die fand ich nett. Das wollte ich nicht.«

»Also hatten Sie doch schon diffuse Pläne?«

»Ja, wenn Sie so wollen ...«

»Wie war es denn bei Ihren Freundinnen? Haben Sie die mal vergewaltigt?«

»Nee, das kam nicht infrage. Ich habe aber gemerkt, dass etwas nicht in Ordnung ist bei mir, weil ich alles andere langweilig finde.«

»Wie viel Prozent Ihrer sexuellen Phantasien befassen sich denn mit Vergewaltigung?«

»Wann, jetzt oder früher?«

»Zu der Zeit, als Sie die Taten begingen.«

»Nur!«

»Also hundert Prozent?«, fragte ich nach.

Mir fiel ein, dass der Prozentbegriff für Benno Hakke vielleicht nicht so leicht fassbar war, also stellte ich die Frage noch einmal konkreter: »Wenn Sie masturbieren, sagen wir mal zehn Mal. Wie oft denken Sie dann ans Vergewaltigen, und wie oft kommen Sie auch mit anderen Vorstellungen, die gewaltlos sind, zum Ziel?«

»Ich denke immer daran.«

»Und jetzt?«

»Jetzt, zur Zeit, wo ich hier in Haft bin, kaum noch.«

Die Antwort war zu erwarten. In der Tat wird manchmal durch die akute Veränderung der Lebenssituation die Phantasie kurzfristig zurückgedrängt, taucht dann aber nach einer Weile zuverlässig wieder auf. Außerdem steckt manchmal hinter so einer Antwort durchaus auch der Versuch, dem Gegenüber vorzuspielen, das Problem, weswegen man zum Straftäter geworden sei, habe man jetzt nicht mehr.

»Und als Sie die Frau im Park angriffen? 1999?«

»Da war das auch schon viel. Ich habe im Kopf immer normal angefangen, und dann wurde das gewalttätiger. Schwer zu sagen, aber Hälfte-Hälfte, sag ich mal.«

Ich ging mit Benno Hakke die einzelnen Straftaten genau durch. »Hatten Sie in den beiden anderen Fällen eigentlich ein Messer dabei?«

»In dem zweiten Fall nicht, im dritten schon. Aber ich dachte mir, dass die Frauen auch so Angst haben.«

»Warum haben Sie den Frauen eigentlich immer die Augen verbunden und sie nicht geknebelt? Sie waren doch maskiert? Andererseits hätten die Frauen ja schreien können.«

»Ich weiß nicht. Augen verbinden, das macht mich an, und ich dachte, das ist noch zusätzlich ein Schutz, dass die mich nicht beschreiben können.« Hakke überlegte zum ersten Mal in dem Gespräch etwas länger. »Macht auch hilflos, wenn man nichts sieht. Liefert eben mehr aus.«

»Und Knebeln nicht?«

»Knebeln kam mir nicht in den Kopf. Die sollen ja auch stöhnen.«

»Was wäre gewesen, wenn sich die Frauen mehr gewehrt hätten?«

»Da habe ich mir keine Gedanken zu gemacht. In meiner Phantasie haben die sich nicht gewehrt. Und das war ja auch so.« Und wenn doch? »Weiß nicht. Zugestochen hätte ich nicht, da bin ich mir sicher. Das sollte nur eine Drohung sein. Aber ich hätte sie wohl geschlagen, damit sie mitmacht.« Ob er sich überlegt habe, mal mehr Zeit mit dem Opfer zu verbringen? »Nein, es geht mir um die schnelle Nummer, zu der ich sie zwinge.«

»Was muss man denn als Frau tun, damit Sie aufgeben?«, fragte ich. Hakke guckte mich überrascht an.

»Puhhh! Schnell mitmachen, dann bin ich weg.«

»Mitmachen ist vielleicht nicht ganz richtig, oder? Es kommt Ihnen doch darauf an, dass die Frau nicht will, oder habe ich das falsch verstanden?«

»Ja. Also, ich sag mal unterwerfen.« Hakke wurde ein bisschen ungeduldig.

»Jetzt noch mal meine Frage: Was muss man denn als Frau bei Ihnen tun, damit Sie von Ihrem Plan der Unterwerfung abrücken?«

»Also, wenn ich unterwegs bin und vor der Tür stehe, wo ich rein will, dann bin ich so unter Strom, da weiß ich nicht ... Das ist so eine innere Aufregung, so ein Druck ...«

»Was wäre denn, wenn die Frau sagt, sie ist krank, hat Unterleibskrebs oder ist schwanger oder Ähnliches?«

Benno Hakke schien etwas verblüfft. »Krebs, das ist ja eklig! Nee. Also schwanger, weiß nicht, wenn man nichts sieht ... Aber Krebs, nee, das wäre ... Nee, dann würde ich gehen.« Benno Hakke verzog das Gesicht angewidert.

»Was würde Sie sonst davon abhalten?«

»Erst mal nichts. Vielleicht, wenn ein Mann reinkäme, aber ich mache das ja so schnell ... Also, wenn einer reinkäme, dann würde ich aufhören und den umhauen.«

»Wie viel Zeit haben Sie eigentlich mit Ihren Phantasien verbracht, bevor Sie die erste Tat begangen haben?«

»Stundenlang, den ganzen Tag. Es gab nix anderes.«

Die spezielle Anamneseerhebung zog sich noch eine ganze Weile hin.

Ich fragte auch nach anderen Sexualpraktiken, bei denen er zum Teil angewidert das Gesicht verzog und unwillkürlich den Kopf leicht zur Seite wandte, so wie man womöglich reagieren würde, wenn einem jemand einen Löffel geschmolzene ranzige Butter unter die Nase hielte.

Ich hinterfragte daraufhin sein schlechtes Gewissen, dass er nach den Taten zu haben behauptete. Benno Hakke empörte sich über Männer, die Kinder missbrauchen, so wie sein Vater seine Halbschwester in der Pubertät wiederholt missbraucht hatte. Er konnte auch benennen, warum er das entsetzlich fand. Er schilderte, wie sehr er seine Mutter bedauert hatte und dass er in der späten Kindheit einen ihm unheimlichen Kitzel bemerkte, wenn er die Gewalt beobachtete. »Ich weiß, das ist nicht normal, aber ich kann da nicht raus.«

»Wie geht es Ihren Opfern, was nehmen Sie an?«

Er machte eine kleine Pause. Dann sagte er: »Dass es denen schlecht geht. Dass die vielleicht keinen Partner mehr haben können, das Vertrauen in Männer allgemein verloren haben. Das hört man ja so. Aber was weiß ich … Genau weiß ich das nicht.«

»Wie kommen Sie darauf? Ihre Schwester lebt doch auch in einer Beziehung trotz der Missbrauchsdelikte?«

»Ja, aber ich sag mal, wir sind ja anderes gewöhnt. Bei uns ging es anders zu. Meine Schwester ist ja keine normale Frau, so wie wir aufgewachsen sind. Aber meine Opfer, ich sag mal, das waren ja alles normale Frauen. Das ist schlimm, was ich gemacht habe.«

»Gibt es Frauen, die man vergewaltigen darf, und andere, wo man das nicht darf?«

»Nein! Nur, was ich meine: Wir kennen Gewalt seit der Kindheit. Wir sind Asoziale. Andere Leute kennen das gar nicht. Die haben nicht gelernt, damit umzugehen.«

Gleichzeitig, so gab er zu, spiele bei ihm wohl auch die Vorstellung eine Rolle, in die heile Welt eines anderen Menschen einzudringen, die er selbst nicht erlebt habe.

»Wie hoch schätzen Sie denn selbst Ihre Wiederholungsgefahr ein, wenn Sie jetzt frei wären?«

»Hoch!«, sagte er kurz und bündig. Da waren wir ganz einer Meinung.

Ich habe lange überlegt, zu welchem Ergebnis ich aus forensisch-psychiatrischer Sicht kommen würde, und heute, nach vielen weiteren Jahren der Berufserfahrung als Sachverständige, finde ich den Fall gleichermaßen komplex.

Eine dissoziale Persönlichkeitsstörung ist im Sinne des Gesetzes keine sogenannte schwere andere seelische Abartigkeit, aus der heraus eine erheblich verminderte Steuerungsfähigkeit abgeleitet werden kann. Unter einer solchen dissozialen Persönlichkeitsstörung versteht man eine Persönlichkeitsfehlentwicklung, die durch notorisch gesetzwidriges Handeln, Gewalttätigkeit, Impulsivität, verantwortungsloses Handeln und fehlendes Lernen aus Bestrafung gekennzeichnet ist. Insofern ist es auch nachvollziehbar, diese Persönlichkeitsstörung nicht als schuldmindernd anzuerkennen, denn sonst würde das bedeuten, dass notorische Delinquenz bereits an und für sich zur Schuldminderung führen würde. Die lag bei Benno Hakke sicher im vollen Umfang vor. Hinzu kam, nebenbei bemerkt, ein schädlicher Gebrauch von Alkohol ohne Abhängigkeit, der aber mit den Straftaten selbst nichts zu tun hatte. Vielmehr war Benno K. an seine täglichen

Alkoholmengen gewöhnt, die sich seit der späten Jugendzeit sogar etwas rückläufig entwickelt hatten. Trunkenheitszeichen hatte er nicht. Die Durchführung der Vergewaltigungen selbst verwies außerdem auf ein planvolles, zielgerichtetes Vorgehen, sodass rechtlich relevante, psychiatrisch nachweisbare Zeichen eines Alkoholrausches ohnehin nicht auszumachen waren und auch von den geschädigten Frauen nicht beschrieben wurden. Auch machte Benno Hakke keine Anstalten, sein Verhalten mit der Begründung »da war ich betrunken« zu rechtfertigen und damit quasi indirekt dem Alkohol die Verantwortung zuzuschreiben.

Es gibt Menschen, die sich von einem Leben in der Kriminalität einfach angezogen fühlen und den raschen Vorteilsgewinn gern gegen mühsame Plackerei eintauschen, die aber grundsätzlich vom Elternhaus und ihrer Erziehung her in der Lage gewesen wären, sich anders zu entscheiden. Wenn Vergewaltigungen Ausdruck dieser allgemeinen Rücksichtslosigkeit sind, gibt es psychiatrisch keine Grundlage für eine Zuschreibung krankheitswertiger Ursachen. Mutmaßlich lag hier auch der entscheidende Unterschied zwischen Bennos Vater und ihm selbst.

Bei Benno Hakke war dies anders. Er stammte aus so desolaten, chaotischen Verhältnissen, dass er in völliger Regellosigkeit aufwuchs. Er beschrieb sehr anschaulich, wie willkürlich und paradox die stets drakonischen Strafen eingesetzt wurden und dass er weitgehend ohne Zuwendung aufgewachsen war. Die einzige Form der Akzeptanz erhielt er zunächst als Mitläufer und später als Mittäter in den Jugendbanden. Bevor Benno Hakke zum Serientäter wurde, war er als Kind zu Hause in wechselnden Formen wiederholt mit sexueller Gewalt konfrontiert worden und hatte bereits vor der Pubertät bemerkt, dass ihn dies stimulierte. In der Pubertät entwickelte er dann zunehmend stabile Vergewaltigungsphantasien, die zum bestimmenden Inhalt seiner sexuellen Vorstellungen wurden und später auch sein Handeln bestimmten. Da er einvernehmliche Kontakte zu Frauen folglich als wenig befriedigend erlebte, verzichtete er weitgehend auf sie und verschaffte sich Ersatzbefriedigung durch Gewaltpornos. Die wiederum steigerten seinen Wunsch, selbst Entsprechendes umzusetzen.

Bei Benno Hakke bestand neben seiner dissozialen Persönlichkeitsstörung eine sogenannte Störung der Sexualpräferenz. Damit meint man das Vorliegen einer von der Norm abweichenden sexuellen Vorliebe, wobei in unserem Sexualstrafrecht als normabweichend verstanden wird, was nicht auf gegenseitigem Einverständnis beruht oder aber sich auf Objekte oder Personen bezieht, die nicht einwilligungsfähig sind. Im Falle von Benno Hakke zeigte sich diese Normabweichung in der umfassenden Vorliebe für Vergewaltigungsszenarios, ohne dass diese noch mit wesentlich mehr Details ausgeschmückt wurden. Dabei gab es Hinweise darauf, dass er diese Neigung durchaus als ich-dyston erlebte, also als eine Vorstellungswelt, die sich in ihm entwickelt hatte, obwohl er selbst damit eigentlich nicht einverstanden war.

Nun bedeutet das Vorliegen einer sexuellen Präferenzstörung nicht schon in jedem Falle, dass schuldmindernde Gründe vorliegen. Es ist dann zu untersuchen, inwieweit die Persönlichkeit Fähigkeiten entwickelt hat, solche problematischen Vorlieben und Vorstellungen unter Kontrolle zu halten. Das ist zum Beispiel ein Grund dafür, warum Menschen mit einer Pädophilie, die sonst sozial gut integriert sind, nicht in die Forensik kommen, sondern sich in der forensischen Psychiatrie jene pädophilen Menschen finden, die darüber hinaus in ihrer Persönlichkeitsentwicklung schwer gestört sind.

Letztlich kam ich nach ausführlicher gutachterlicher Darlegung zu dem Ergebnis, dass bei Benno Hakke eine schwere andere seelische Abartigkeit vorliege, wie man es im Juristendeutsch bezeichnet. Bei der Frage der Steuerungsfähigkeit war ich mir sicher, dass dies gutachterlich kontrovers zu diskutieren war. Ich kam aber nach der Bewertung der Gesamtumstände vor dem Hintergrund der ausgeprägten Phantasien dazu, dass die Voraussetzungen für eine Einweisung in die Forensische Psychiatrie vorlagen. Das Gericht verurteilte Benno Hakke zu einer Freiheitsstrafe von sechs Jahren und ordnete eine Unterbringung in einem psychiatrischen Krankenhaus an. Benno Hakke würde mit dieser Entwicklungsgeschichte und dem Störungsbild ganz sicher sehr viel länger in der Forensischen Psychiatrie sein. Ob er es jemals so weit bringen würde, wieder in Freiheit leben zu können, war sicher offen.

Menschen mit Störungsbildern wie Benno Hakke sind zum Teil sehr lange in der Forensik untergebracht. Manchmal wird die Klinik auch ihr gesichertes Zuhause. Dort können sie geordnet leben, und sie wissen sehr genau, dass sie draußen untergehen und neue Opfer produzieren würden. Nicht immer geben sie dieses Wissen zu. Das offen einzugestehen, vor sich, vor anderen, vor der Psychiatrie, in der sie untergebracht sind, wäre zu viel der Schmach. Und doch weiß es der ein oder andere Patient sehr genau.

Vergewaltigungsprogramm

Manuel Fechter studierte Informatik in Aachen. Er war 23 Jahre alt und froh über den Studienplatz an der Universität seiner Wahl. Froh war er auch, eine kleine Zweizimmerwohnung in einem nicht allzu teuren Mietshaus gefunden zu haben, eigentlich sogar ein bisschen Luxus für einen Studenten. Er wohnte nun seit rund eineinhalb Jahren dort, trug sich aber seit einigen Wochen sehr konkret mit dem Plan, sich eine neue Bleibe zu suchen. Grund für diesen unvorhersehbaren Wandel war Carola Fussmann, seine Nachbarin, die ihm gegenüber auf derselben Etage wohnte. Sie war eine leicht untersetzte Frau mit grau-blonden Haaren, seiner Schätzung nach vielleicht Anfang 50, ein wenig ungepflegt wirkend, obwohl er nie wirklich dreckige Kleidung an ihr gesehen hatte und ihre kurzen Haare auch immer so aussahen, als ob sie sie von Zeit zu Zeit nachschneiden ließ. Unheimlich wirkte sie auf ihn wegen ihres durchdringend starren Blicks, den sie hatte, ihrer mürrischen Gereiztheit ohne erkennbaren Anlass und ihrer regungslos maskenhaft wirkenden Mimik.

Er hatte an einem Donnerstag im Juli 2001 noch Kommilitonen in seiner Wohnung empfangen, man hatte Bier getrunken, gefachsimpelt, über das Studium gesprochen und sich nachher einen Videofilm angesehen.

Einer der Studienfreunde gab später zu Protokoll, dass Manuel Fechter an diesem Donnerstagabend davon gesprochen hatte, definitiv umziehen zu wollen, weil die Nachbarin nebenan seiner Ansicht nach ziemlich unberechenbar sei. Vor drei Wochen hatte sie ihn, als er die Treppe hinunterging, unvermittelt von hinten mit einem Kantholz auf die Schulter gehauen. Er hatte einen großen blauen Fleck davongetragen und hatte Frau Fussmann angeherrscht, ob sie noch ganz richtig im Kopf sei. Zu einer Strafanzeige hatte er sich aber nicht durchringen können, weil ihm die Sache zu banal erschien. Außerdem war es ihm ein bisschen peinlich, als junger Mann wegen einer solchen Lappalie eine Strafanzeige gegen eine ältere Frau zu stellen. Trotzdem hatte ihn der unvorhersehbare Vorfall beunruhigt, auch wenn er kein ängstlicher Mensch war und sich noch niemals zuvor bedroht gefühlt hatte. Dann, eine Woche nach der Sache mit dem Kantholz, hatte sie ihn frontal angegriffen und mit Fäusten zu traktieren versucht, als er aus seiner Wohnungstür trat, aber er hatte sie festhalten und abwehren können. Sie hatte dabei geschrien: »Wenn ich es will, dann bist du tot!« Schon am Samstag wollte er sich andere Wohnungen anschauen. Hier musste er weg, das war klar.

Am Freitagabend gegen 23 Uhr saß Manuel Fechter an seinem PC. Während er sich mit seinem Studium beschäftigte, erlebte seine Nachbarin Carola Fussmann derweil, wie er sie durch die Wände hindurch drangsalierte und demütigte. Sie hatte ihn vor ein paar Wochen gewarnt, aber er ließ sie offenbar nicht in Ruhe. Jetzt waren ihre Geduld und ihre Leidensfähigkeit am Ende. Also nahm

Frau Fussmann sich ein Messer aus der Küche und steckte noch ihren Wohnungsschlüssel ein. Dann stürmte sie hinaus und zu der Tür des Apartments dieses jungen, unverfrorenen Mannes, trat mit großer Wucht die Tür ein und stürmte mit dem Messer bewaffnet in den Flur. Manuel Fechter, der von dem Gepolter unmittelbar aufgeschreckt worden sein muss, begab sich daraufhin, so rekonstruierten es später Polizei und Gerichtsmedizin, in den kleinen Flur, wo er auf Carola Fussmann traf. Sie stach mit acht Messerstichen auf den jungen Mann ein, wobei ihn zwei Stiche ins Herz trafen und er binnen kürzester Zeit verstarb. So war zu erklären, dass die Nachbarn auf der Etage auch nur ein Poltern und einen einzigen lauten Schrei eines Mannes gehört hatten.

Carola Fussmann zog nach dem letzten Stich, den sie gesetzt hatte, das Messer heraus, warf es auf den Boden und ging wüst schimpfend zurück in ihre Wohnung, ließ die Tür zu ihrem Apartment aber offen.

Ein Mieter der beiden weiteren Wohnungen auf der Etage wollte wissen, was los war, und trat auf den Flur. Er sah die eingetretene, offen stehende Tür bei dem Studenten, die offene Tür bei Frau Fussmann und zögerte, wo er zuerst nachschauen sollte. Er klopfte bei Frau Fussmann an, die nicht reagierte, trat in die Wohnung und sah seine Nachbarin mit versteinerter Miene vor sich hin stierend in einem Sessel sitzen, die Kleidung von Blut verschmiert. Ihm wurde schnell klar, dass etwas Fürchterliches vorgefallen sein musste, wobei für ihn noch nicht deutlich war, wer das Opfer war. Und so rannte er zu der Wohnung von Manuel Fechter, den er im Flur blutüberströmt liegen sah. Eilig rief er die Polizei und den Notarzt.

Was war die Vorgeschichte von Carola Fussmann?

Die Ermittlungsbehörden erlangten schnell Kenntnis

über eine lange Geschichte psychiatrischer Vorbehandlungen, denn über Carola Fussmann war seit 20 Jahren eine beträchtliche Akte angelegt worden. So war auch in diesem Fall schnell klar, dass eine psychiatrische Begutachtung zur Frage anstand, ob Carola Fussmann aufgrund einer krankhaften seelischen Störung, also einer psychischen Erkrankung zum Tatzeitpunkt, womöglich in ihrer Steuerungsfähigkeit oder Einsichtsfähigkeit erheblich beeinträchtigt gewesen war und sie für die Allgemeinheit weiter gefährlich sein würde.

Was konnte ich den Akten entnehmen? Neben einigen eingestellten Verfahren wegen gewalttätiger Übergriffe fand sich ein altes Betreuungsgutachten, dem Rahmendaten zur Biografie entnommen werden konnten.

Carola Fussmann stammte aus Hannover. Sie war jetzt 48 Jahre alt und erkrankte im Alter von 28 Jahren erstmalig an einer schizophrenen Psychose.

Sie wuchs als Einzelkind bei ihrer allein lebenden Mutter auf, einer Postbeamtin, die erst mit 42 Jahren ihre Tochter bekommen hatte. Der Vater war Alkoholiker gewesen, und die Mutter hatte sich früh von ihrem gewalttätigen Ehemann getrennt, sodass Carola ab dem vierten Lebensjahr zu ihrem Vater keinen Kontakt mehr hatte. Carola wuchs in einfachen, aber geordneten Verhältnissen auf und hatte auch guten Kontakt zur Großmutter mütterlicherseits, während der Großvater bereits vor ihrer Geburt verstorben war. Sie besuchte die Grundschule und Realschule, machte eine Lehre zur Einzelhandelskauffrau, hegte aber, da sie in der Schule gut gewesen war, immer die Vorstellung, doch noch das Abitur nachmachen und studieren zu wollen. Ihre Mutter fand das eigentlich nicht nötig, aber Carola war ehrgeizig, und so arbeitete sie tagsüber als Verkäuferin in einem Warenhaus und besuchte im Anschluss die Abendschule.

Bis zum 24. Lebensjahr wohnte sie bei ihrer Mutter, zog dann in eine eigene Wohnung und lernte kurze Zeit später ihren ersten Freund auf einer Betriebsfeier kennen. Mit ihm blieb sie bis zum 27. Lebensjahr zusammen. Dann kündigte Richard, so hieß er, die Beziehung zu ihr wegen einer anderen Frau gleichen Alters auf, denn ihm gefiel nicht, dass Carola die Wochenenden zum Lernen brauchte und ihr das Abitur wichtiger zu sein schien als die Zeit mit ihm. Sie wollte Sprachen studieren, eventuell Dolmetscherin werden oder Bücher übersetzen. Das war Richard zu abgehoben, und er machte von einem Tag auf den anderen Schluss. Carola Fussmann fiel in ihre Einsamkeit zurück. Sie litt unter der Trennung, fühlte sich mit ihrem Ehrgeiz und ihren Wünschen abgelehnt, zweifelte an sich, ob sie jemals wieder einen Partner finden würde, und fing an zu trinken. Hinzu kam, dass ein halbes Jahr später ihre Mutter plötzlich an einem Herzinfarkt verstarb und sie jetzt völlig allein dastand. Wenn sie nach Hause kam, war keiner da. Freunde hatte sie im Grunde keine, sie war einsam, hatte nur ihre beruflichen Ziele gehabt, deretwegen ihr Freund sie verlassen hatte – so empfand sie es jedenfalls. Carola Fussmann ging erst noch zur Arbeit, aber abends, wenn sie heim kam, trank sie Rotwein, erst eine halbe Flasche, später eine ganze, und sie merkte, dass der Rotwein ihr Unglück für einige Stunden mildern konnte. Auch schlief sie nachts besser, zumindest für ein paar Stunden. Dann trank sie an den Wochenenden auch tagsüber. Sie hatte nichts vor, sie stand nicht mehr auf, schmiss kurz vor dem Abschluss die Abendschule und begann zu verwahrlosen. Den Müll brachte sie nicht mehr regelmäßig hinunter, das Duschen musste nicht mehr jeden Tag sein, sie ernährte sich von Dosennahrung, bei der sie zunehmend darauf verzichtete, diese zu erhitzen. Sie kündigte ihre Arbeit. Zunächst blieb sie die ganze Zeit in ihrer Wohnung, die sie anfangs noch von ihren Ersparnissen bezahlen konnte, aber trotz des Rotweins, den sie nun aus Packungen trank, fühlte sie sich psychisch immer schlechter. Sie schlief unruhig, grübelte viel, fühlte sich körperlich unwohl und eigentümlich verändert, ohne dass sie es richtig zu fassen vermochte. Im Treppenhaus sahen die Leute sie komisch an. Offenbar führte man etwas gegen sie im Schilde. Die Menschen auf der Straße tuschelten, wenn sie auf dem Weg zum Discounter war, wo sie ihren Wein einkaufte. Dann entdeckte sie ein kleines Loch in der Tapete, genau dort, wo früher mal ein Kalender gehangen und ein Nagel gesteckt hatte. Der Nagel war nicht mehr da, aber das Loch in der Tapete schon. Und binnen weniger Tage erlangte sie die Gewissheit, dass ihre Nachbarn durch die Decke und die Wände Löcher in ihre Wohnung bohrten und sie dadurch observierten. Als sie dann den Eindruck hatte, die Nachbarn würden durch diese Löcher hindurch auch noch ihre Gedanken beeinflussen, hielt sie es in der Wohnung nicht mehr aus. Sie flüchtete ins Freie und lebte ein paar Tage in völliger Verzweiflung über diese Machenschaften auf der Straße, bevor sie sich eines Abends auf eine Brücke ans Geländer stellte, hinunterstierte und überlegte, ob sie nicht springen solle. Womöglich wollte man sie ja in den Tod treiben.

Ein Fahrradfahrer, der anhielt und den Eindruck hatte, dass dort eine psychisch gestörte Frau womöglich Selbstmord verüben wollte, rief die Polizei. So kam sie im Alter von 28 Jahren erstmals als Notaufnahme in die Psychiatrie und berichtete dort von den seltsamen Vorgängen in ihrer Wohnung. Sie blieb acht Wochen und nahm auch Medikamente, die zwar dafür sorgten, dass sie sich von den Vorstellungen mit den Löchern in den Wänden distanzieren konnte, die sie aber sehr unbeweglich machten. Sie lief wie ein Roboter über den Stationsflur, ihr flossen Speichelfäden aus dem Mund, sie fühlte sich mit ihren 28 Jahren steif wie eine alte Frau. Die Ärzte sagten ihr, sie müsse die Medikamente weiter nehmen, aber sie hatte den Eindruck, dass lediglich ein Übel durch ein anderes ausgetauscht würde. Als sie zur Probe erst einige Nachmittage und später auch ein ganzes Wochenende in ihrer Wohnung verbracht und nicht mehr das Gefühl hatte, dass sie dort durch Löcher hindurch beobachtet würde, die Nachbarn ihr nachstellten oder gar ihre Gedanken beeinflussten, wurde sie zu sich nach Hause entlassen.

Sie ging zunächst auch weiter zum Psychiater, nahm eine Zeit lang ihre Medikamente ein, verzichtete auch ein Weilchen auf den Alkohol, wie ihr die Ärzte geraten hatten, und sie fand schließlich sogar eine Arbeit in einem Blumenladen zur Aushilfe. Sie pflegte sich auch wieder und kümmerte sich um ihre Wohnung. Das ging zwei Jahre gut, und Carola Fussmann dachte, sie hätte die Krankheit nun überwunden. Sie setzte die Medikamente ab, trank ab und zu mal wieder ein Glas und fühlte sich wohl. Nach sechs Monaten wurde sie schreckhafter, misstrauischer, fand, dass die Nachbarn sie so seltsam anschauten. Sie schienen sich auch irgendwelche Zeichen zu geben, wenn sie einander unten an der Eingangstür begegneten, und diese Zeichen schienen auf Carola Fussmann gemünzt zu sein. Sie schlief wieder schlecht, ihr Kopf war dumpf, es drückte ein Gefühl von innen an die Stirn. Sie konnte sich nicht mehr konzentrieren. Auch im Blumenladen reagierten die Kunden verändert. Sie zeigten jetzt so bedeutungsvoll auf verschiedene Blumen, als ob man ihr damit Botschaften senden würde, die sie nicht verstand. Carola Fussmann wurde sich zunehmend sicher, dass sie wieder observiert wurde. Sie suchte die Wände in der Wohnung nach Löchern ab, die die Nachbarn erneut gebohrt hatten, um in die Wohnung spähen zu können und sie auszukundschaften. Die Löcher waren ziemlich geschickt angebracht, denn auf den ersten Blick fand sie keine, aber das war ja der Trick. Es gab diese Löcher, das wusste sie ganz sicher. Doch sie waren perfiderweise für Carola Fussmann unsichtbar angebracht. Es gab zwar das alte Loch, wo einst der Kalender gehangen hatte, aber da war, das fühlte sie deutlich, das Tausendfache an Löchern in den Wänden und an der Zimmerdecke, und sie hörte auch ein leises, schadenfrohes Gekicher. Offensichtlich amüsierten sich die Nachbarn über sie und verspotteten sie. Sie versuchte, sich dagegen zur Wehr zu setzen, und stieß mit einem Besenstiel nachts stundenlang gegen die Decke, um die Nachbarn zur Räson zu bringen. Sie fand keinen Schlaf mehr, konnte sich auf nichts konzentrieren, die Gedanken wurden dumpf und zäh. Der Lärm, den sie machte, um die Nachbarn ihrerseits zu stören, führte nur dazu, dass das Ordnungsamt gerufen wurde, das aber auch bald wieder wegfuhr. Sonst änderte sich nichts. Also floh Carola Fussmann wieder aus der Wohnung, meldete sich allerdings nicht im Blumenladen krank, sodass sie die Arbeit in ihrer Abwesenheit verlor. Dieses Mal nahm sie zwei Messer mit in ihr Gepäck, das aus einer größeren Reisetasche mit ein paar Kleidungsstücken, einem Paar Laufschuhe, einer Decke und ein paar Flaschen Bier sowie einer Haarbürste und einem Lippenstift bestand.

Sie fand Kontakt zu einer lokalen Obdachlosengruppe

in Hannover und trank dort mit den Männern, die erst gesellig waren und später häufig in Streit gerieten. Nach einigen Monaten geriet selbst sie in einen solchen Streit hinein; die Männer behaupteten nachher, sie hätte sich wehren müssen. So wurde nicht weiter verfolgt, dass Carola Fussmann einem der Obdachlosen mit einem Messer in den Arm stach.

Mit 32 Jahren bekam sie eine Strafanzeige, weil sie an einem Imbissstand Currywurst bestellt hatte und, als ihr diese ausgehändigt wurde, lautstark krakeelte, dass das ja Menschenfleisch sei und der Imbissbudenbesitzer ein Mörder und er jetzt aus der Bude hervorgekommen solle, sie werde ihn abstechen. Dazu holte sie eines ihrer Messer hervor, baute sich einige Meter vor der Imbissbude auf und wartete auf seine Annäherung. Der Mann kam natürlich nicht aus seiner Bude hervor, sondern rief die Polizei. Als Polizei und Ordnungsamt kamen, wurde sie wieder in die Psychiatrie gebracht, dieses Mal auf eine geschlossene Station mit gerichtlichem Unterbringungsbeschluss für die Dauer von sechs Wochen. Das Strafverfahren wegen Bedrohung gegen sie wurde wenige Monate später eingestellt.

Nachdem sie wieder aus der Psychiatrie entlassen worden war, lebte sie weiter als Obdachlose, stach im Laufe der kommenden zwei Jahre mit einem Messer erneut auf einen Trinkkumpan ein, den sie am Rücken verletzte, aber auch dieses Verfahren wurde eingestellt. Während des dritten Aufenthaltes in der Psychiatrie bekam sie einen gerichtlich bestellten Betreuer, der sich umfassend um ihre Behandlung, Wohnungs- und Behördenangelegenheiten sowie die Finanzen kümmern sollte. Gut war für Carola Fussmann, dass sie jetzt insgesamt mehr als fünf Monate stationär verblieb, von einer geschlossenen auf eine offene Station verlegt werden konnte und sich insgesamt in Anbetracht der schweren Erkrankung recht gut erholte. Sie nahm auch wieder Medikamente, war freundlich-distanziert im Kontakt, keine Frau der großen Worte und der Geselligkeit, aber sie trank nicht mehr und ging regelmäßig in die klinikeigene Werkstatt.

Im Anschluss an die stationäre Behandlung besuchte sie noch weitere zwei Monate die Tagesklinik, schlief also nachts und an den Wochenenden zu Hause, war aber werktags in einer offenen psychiatrischen Betreuungs-stätte, und es ging ihr gut. Sie lernte an einem Wochen-ende auf einem Stadtteilfest erneut einen Mann kennen, der bei Freunden zu Besuch war und eigentlich aus Aachen stammte. Zu ihm entwickelte sie eine lose Bezie-hung, beschloss dann aber mit 35 Jahren, nach Aachen zu ziehen. Da die letzten Jahre recht gut verlaufen waren, wurde die gesetzliche Betreuung aufgehoben.

Mit 37 verschlechterte sich die Erkrankung so, dass sie bis zum Tag, an dem sie den Studenten tötete, jedes Jahr in der Psychiatrie war, zumeist erst im Rahmen einer Zwangseinweisung nach Fremdgefährdung. Von den zehn stationären Aufenthalten kamen sieben wegen gewalttä-tigen und bedrohlichen Verhaltens zustande. Carola Fuss-mann hatte auch in Aachen einen Imbissbudenbesitzer angegriffen, der – anders als der Mann in Hannover – tat-sächlich auf die Frau zugegangen war und von ihr mit einem Messer an der Schulter verletzt wurde. In einem Supermarkt griff Carola Fussmann ohne nachvollziehba-ren Grund eine Frau vor ihr in der Warteschlange an und attackierte sie mit Fäusten, in einem anderen Supermarkt brach sie einer Kassiererin das Nasenbein, und ihrem Be-kannten stach sie ein Messer in den Rücken, als der sich in ihrer Wohnung am Kühlschrank bediente.

Wie konnte es sein, dass alle Verfahren gegen Carola Fussmann bislang eingestellt worden waren? Immer brachte man sie in die Psychiatrie, und es war erkennbar, dass diese Frau psychisch ernsthaft krank war. Es war auch sicher leicht zu erkennen gewesen, dass sie schuldunfähig war. Aber das Potenzial ihrer Gefährlichkeit wurde offenbar unterschätzt. Ich bin mir ziemlich sicher, dass ein Mann mit der gleichen Krankheitsgeschichte und derselben Zahl an gewalttätigen Auffälligkeiten nicht auf so viel Nachsicht hätte hoffen können.

Manuel Fechter war tot, und was würde Frau Fussmann mir berichten können über ihre Beweggründe, den jungen Studenten in seiner Wohnung niederzustechen?

Ich fuhr in die psychiatrische Klinik, in der sie vorläufig untergebracht worden war, und traf auf eine Frau mit gleichgültigem Gesichtsausdruck, die vor sich auf die Tischplatte sah und nur sehr wenig sprach. Das Gespräch zog sich in Anbetracht der geringen Informationen, die sie mir zu geben imstande war, ziemlich lange hin. Die biografischen Rahmendaten, die ich erheben konnte, deckten sich mit dem, was ich schon aus der Akte wusste. Carola Fussmann konnte aber recht gut darstellen, wie wichtig ihr damals das Abitur und der Wunsch zu studieren gewesen waren. Dass ihr damaliger Freund, an dem sie sehr hing, sie von jetzt auf gleich sitzen ließ, war für sie ein Schlag gegen ihr Selbstbewusstsein gewesen, von dem sie sich nie richtig erholt hatte. »Da hatte ich nichts mehr, nur noch meine Mutter, und die starb dann auch«, sagte sie mit mattem Tonfall.

Dann erzählte sie mir im Brustton der Überzeugung und mit einer matten Empörung in der Stimme, dass ihr Nachbar sie schon seit gut einem Jahr drangsalierte. Er studierte Informatik, so hatte sie von ihm mal auf dem Flur erfahren, und er sendete ihr Viren und feindliche Computerprogramme direkt auf ihren Kopf. Sie konnte es genau spüren, das Denken wurde blockiert, die Gedanken in ihrem Kopf waren nicht mehr ihre, sondern die von Fremden. Alles wurde von diesem Nachbarn an seinem PC gesteuert. Außerdem, so erzählte sie mir, drang er nachts von seinem PC aus in ihre Wohnung ein und vergewaltigte sie.

»Der hatte so ein Vergewaltigungsprogramm. Das war schlimm. Immer und immer wieder. Mir lief das Blut nur so raus.«

Woran sie denn die Vergewaltigungen in der Nacht gemerkt habe, wollte ich wissen.

»Das Blut lief nur so raus und alles …«, wiederholte sie nur.

Ob der Mann auch in ihrer Wohnung gewesen sei?

»Ja, vom Computer aus ist der immer in meine Wohnung, so ein Vergewaltigungsprogramm …« Sie habe sich bei den Qualen nicht mehr zu helfen gewusst. Dann habe sie ihn gewarnt, aber es habe einfach nicht aufgehört. »Es ging immer so weiter. Jede Nacht!« Sie saß einerseits mit ihrem Rumpf und Hals steif und unbeweglich auf dem Stuhl mir gegenüber, die Arme angewinkelt, ihre Hände, die von den Medikamenten leicht zitterten, beide auf die Tischplatte gelegt, andererseits wippten ihre Beine unruhig hoch und runter. Immer wieder kramte sie langsam aus ihrer Hosentasche ein schon ziemlich gebrauchtes Taschentuch, um sich Speichelfäden aus dem Mundbereich zu wischen. Ihr Gesicht wirkte maskenhaft und starr, was einerseits mit der chronifizierten Erkrankung zusammenhing, aber ganz unzweifelhaft auch eine der bekannten und häufigen Nebenwirkungen klassischer

Neuroleptika war, also einer bestimmten Medikamentengruppe, die zur Behandlung akuter Psychosen immer noch verwendet wird, obwohl man heute bereits frühzeitig sogenannte atypische Antipsychotika zur Behandlung einsetzt, die weitaus besser verträglich sind. Dennoch: Auch diese Medikamente zu nehmen bedeutet für viele Patienten mit einer solchen Erkrankung eine schwere Bürde. Wenn es nicht mehr die Bewegungseinschränkungen, Steifigkeit, quälende Unruhe in den Beinen und insgesamt eine sogenannte Akathisie sind, so sind es weiterhin Libidostörungen und deutliche Gewichtszunahme, die die Akzeptanz der Medikamente nicht leicht machen. Nichtsdestoweniger muss man als Arzt den Patienten klar sagen, dass die Krankheitssymptome nur eine Chance auf vollständige oder zumindest sehr deutliche Rückbildung haben, wenn solche Medikamente in einer individuell angepassten Form und Auswahl langfristig zuverlässig eingenommen werden. Setzt man die Medikamente zu früh ab, kommt das quälende und oftmals bedrohliche innere Erleben wieder und birgt im Einzelfall das Risiko, dass man gravierende Straftaten begeht, die man ohne die Erkrankung niemals begangen hätte.

Ich fragte Frau Fussmann nach ihrem Entschluss zur Tat.

»Ich hatte ihn ja schon gewarnt. Dann war es so weit. Er hörte und hörte ja nicht auf. Diese Vergewaltigungen ... Immer aufs Neue ... Tagsüber ... Nachts ... Immer wieder. Jetzt reicht es!« Und so erzählte sie mir, wie sie sich das Messer, das sie immer neben ihrem Bett liegen hatte, genommen hatte und mit Anlauf die Tür zur Nachbarwohnung eingetreten hatte. »Und ich habe dem noch gesagt, wenn ich will, ist der tot! Aber der hat nicht aufgehört. Gut, dass der jetzt tot ist. Der macht das nicht wieder!«

Carola Fussmann war krankheitsbedingt nicht in der Lage, ihre Tat zu bedauern und sich einen Begriff von der Schwere dieses Ereignisses zu machen.

»Wie ist es denn jetzt mit dem Gefühl, vergewaltigt zu werden?«

»Das ist kein Gefühl. Das war so.«

»Ja, und wie ist es jetzt hier?«, frage ich nach.

»Hier ist es gut. Der ist ja tot. Ich könnte jetzt auch wieder nach Hause.«

Der Fall ist besonders bedrückend, weil sich hier die massive Gefährlichkeit über Jahre hinweg bereits dargestellt hatte, bevor Carola Fussmann tötete. Er illustriert für mich auch die Tragik letztlich vermeidbarer Opfer und ist ein Beispiel meiner These, dass die Gefährlichkeit von gewalttätigen Frauen nicht so ernst genommen wird wie jene von gewalttätigen Männern. Letzten Endes sind dann irgendwann auch die so unterschätzten Frauen Opfer ihrer Erkrankung.

In der Hauptverhandlung beeindruckte Carola Fussmann die Verfahrensbeteiligten durch ihre Reuelosigkeit, ihre Gleichgültigkeit und Kühle. Auch wenn es sehr schwerfallen mag, es anders zu sehen, so sind diese Eigenschaften in all jenen Fällen eindeutig Zeichen der psychischen Krankheit selbst und nicht sogenannte »prämorbide Charaktermerkmale«, also Wesenszüge, die schon beim psychisch (noch) Gesunden bestanden haben. Carola Fussmann hätte als gesunde Frau wohl kaum einen Menschen getötet.

Natürlich wurde auch sie für viele Jahre Patientin einer Forensischen Psychiatrie.

Fälle wie der von Carola Fussmann verweisen auf ein grundsätzliches Dilemma, das sich wohl kaum gänzlich beseitigen lässt.

Schizophrene Psychosen gehören ohne jeden Zweifel zu den schwerwiegendsten psychischen Krankheiten. Das durchschnittliche Risiko in der Bevölkerung, im Laufe des Lebens an einer Schizophrenie zu erkranken, liegt bei einem Prozent. Männer und Frauen erkranken ungefähr gleich häufig, die Frauen aber in einem etwas späteren Lebensalter als die Männer, bei denen die Erkrankung zumeist um das 20. Lebensjahr erstmalig auftritt. Bei den erst im vierten Lebensjahrzehnt auftretenden Spätschizophrenien handelt es sich vorwiegend um paranoide, also wahnhafte Formen mit ansonsten recht gut erhaltener Persönlichkeit. Je jünger ein Mensch erkrankt, desto größer ist die Gefahr, dass infolge der Krankheit auch die Persönlichkeit insgesamt hinsichtlich ihrer Motivationsfähigkeit und Zielorientierung sowie ihrer emotionalen Beziehungsfähigkeit zu anderen Menschen Einbußen zeigt. Ganz eindeutig gibt es eine genetische Disposition, also eine biologische Veranlagung für diese Erkrankung. Zusätzlich hinzu kommen aber eben immer auch besondere andere Faktoren. Die Psychiater sprechen von einem sogenannten »Vulnerabilitäts-Stress-Modell«, also einer gewissen (genetischen) Erkrankungsbereitschaft und zusätzlichen lebensbiografischen Stressoren oder schädlichen Einflüssen wie zum Beispiel Drogenkonsum, die zur Ausbildung der Erkrankung führen. Die Symptome der Erkrankung sind vielfältig. Vor allem aber kommt es zu wahnhaften Ideen und nicht nachvollziehbaren, zum Teil bizarren Überzeugungen (wie im vorliegenden Falle die Überzeugung von Frau Fussmann, der Nachbar vergewaltige sie mittels eines

Computerprogramms). Oftmals spielen auch Vergiftungsideen oder Verfolgungsideen eine Rolle. Zusätzlich erleben die Erkrankten ihre körperliche und gedankliche Integrität als erheblich gestört. Sie sind überzeugt, dass andere Menschen mit den Blicken ihnen Gedanken entziehen oder diese beeinflussen können, glauben, dass alle Menschen ihre Gedanken lesen oder hören können, und sie hören nicht selten Stimmen, die ihnen Befehle erteilen oder ihr eigenes Handeln kommentieren. Aufmerksamkeit und Konzentration sind erheblich gestört. Hinzu kommen Schlafstörungen, Unruhe, Interesselosigkeit, Antriebsstörungen und nicht selten auch Suizidimpulse. Akute Episoden einer solchen Erkrankung, die sehr rasch und plötzlich auftreten, kann man mittlerweile durch eine Vielzahl von Antipsychotika gut und rasch behandeln. Voraussetzung dafür ist, dass der Patient überhaupt zum Arzt oder in eine psychiatrische Klinik geht oder im Falle besonders dramatischer Krisensituationen mit Selbst- oder Fremdgefährdung eingewiesen wird. Je früher und je schneller, je konsequenter und zuverlässiger behandelt wird, desto besser sind die Chancen, dass sich die Erkrankung möglichst weitgehend zurückbildet. In 10 bis 40 Prozent der Fälle gelingt es trotz einer individuellen Behandlung mit modernen Antipsychotika nicht, die Symptome vollständig oder sehr weitgehend zu reduzieren. Die Ursachen sind dabei vielfältig, unter anderem können Alkohol- und Drogenkonsum einen Erfolg der Therapie wirksam verhindern, Stoffwechselstörungen zu einer ultra-rapiden Verstoffwechselung der Medikamente führen oder auch ein sehr später Behandlungsbeginn zu einem unbefriedigenden Behandlungsverlauf beitragen. Außerdem muss der Patient natürlich selbst entscheiden, ob er eine solche Medikation überhaupt einnehmen will und wie lange. Die Behandlung der Erkrankung stellt in jedem Falle höchste Anforderungen an ein vertrauensvolles und zuverlässiges Arzt-Patienten-Verhältnis.

Auch bei einer gut abgestimmten Medikation verbleibt stets ein Wiedererkrankungsrisiko. Die Erkrankung kann chronisch werden, sodass es häufige akute Phasen gibt und zwischen diesen Phasen weitere Symptome der Erkrankung wie sozialer Rückzug, geringe soziale Belastungsfähigkeit, Interessenverarmung und Konzentrationseinbußen bestehen bleiben. Dass derlei Symptome erhebliche soziale Folgen für die Betroffenen haben, die mitunter nicht mehr ihrem Beruf nachgehen können und auch früh berentet werden, ist leicht nachzuvollziehen.

Bei Menschen, deren Erkrankung schon so lange Jahre besteht und eine Chronifizierung eingetreten ist, ist eine vollständige Heilung nicht mehr zu erwarten. Wohl aber kann sich das subjektive Befinden verbessern, und die wahnhaften, sehr quälenden Vorstellungen können sich zurückbilden oder zumindest so in den Hintergrund treten, dass sie vom Patienten selbst nicht mehr als relevant wahrgenommen werden. Das Behandlungsziel für Patienten mit einer derart schweren Erkrankung besteht dann zumeist darin, dass sie irgendwann wieder in Freiheit leben können, aber ihren Wohnsitz in einem betreuten Wohnheim haben und dort auch im Alltag Unterstützung erfahren. Schizophrene Patienten, die aus der Forensischen Psychiatrie entlassen werden, werden so gut wie nicht mehr rückfällig mit Straftaten. Allerdings bedeutet es für sehr chronisch kranke Menschen im Regelfall eben auch, kein gänzlich selbstbestimmtes Leben mehr in einer eigenen Wohnung führen zu können.

Die meisten schizophrenen Patienten kommen niemals in die Forensische Psychiatrie, weil sie nicht in dieser dramatischen Form gewalttätig oder gefährlich werden. Dennoch zeigt eine Vielzahl von internationalen Studien sehr wohl, dass das statistische Risiko, impulsiv gewalttätig zu reagieren oder auch formal geplante Straftaten im Zuge chronischer Wahnideen zu begehen, gegenüber der gesunden Normalbevölkerung deutlich erhöht ist. Ein besonderes Risiko liegt vor allem dann vor, wenn zur Erkrankung selbst noch Alkohol- oder/und Drogenkonsum hinzutreten. Welche Patienten mit Schizophrenie ein erhöhtes Risiko für Gewalttätigkeit haben, wird wiederum von bestimmten genetischen und neurophysiologischen Gegebenheiten mit beeinflusst.

Es ist also in einem solchen Fall sehr klar begründbar, dass der Erkrankte selbst nichts für seine Erkrankung und auch nichts für den Ausprägungsgrad seiner Erkrankung kann.

Für die Angehörigen, die durch die Gewalttat eines schizophren Erkrankten ein Familienmitglied verloren haben, kann eine solche Perspektive kaum erträglich sein. Sie ist sicher kein Trost, sondern wirft unter einem anderen Licht die Frage der völligen Sinnlosigkeit der Tat auf. Ein kranker Mensch hat ihnen den Sohn oder die Tochter genommen, motiviert durch bizarre und eigentümliche Gedankenwelten, die mit Dritten nicht mehr geteilt werden können. Es ist schon schwer genug, damit umzugehen, dass dieser Täter oder diese Täterin infolge der krankheitsbedingten Schuldunfähigkeit nicht bestraft werden kann, sondern in eine Klinik kommt. Manchmal haben Angehörige auch die Sorge, dass der Täter oder die Täterin nur so tut, als ob er oder sie »verrückt« sei, um einer gerechten Strafe zu entgehen. Manchmal versuchen Täter tatsächlich, dem Gutachter zu erzählen, sie hätten zum Tatzeitpunkt irgendwelche Stimmen gehört. In den allermeisten Fällen brechen solche kurzerhand erfundenen Krankengeschichten aber durch eine entsprechende Exploration zusammen, sodass man demjenigen nur raten kann, sich nicht so einen Unsinn auszudenken. Mit dieser kurzfristigen Strategie ist häufig die Fehlinformation verbunden, man könne dadurch von Strafhaft verschont bleiben und stattdessen komfortabel in die Psychiatrie kommen, wo man Ausgang habe und binnen weniger Wochen als geheilt entlassen werde.

In einzelnen Fällen jedoch kommt es tatsächlich zu unterschiedlichen gutachterlichen Auffassungen. Im Regelfall gilt: Die Erkrankung zeigt sich niemals nur in der Tat selbst.

In diesem Fall war es nicht so, dass Carola Fussmann eine Krankheit vortäuschte. Es war sogar den Angehörigen Manuel Fechters, die die Täterin im Gerichtssaal zum ersten Mal sahen, klar, dass es sich um eine Frau mit einer sehr schweren chronischen psychischen Erkrankung handelte. Was der Familie im vorliegenden Fall besonders nachvollziehbar zu schaffen machte, war der Umstand, dass nicht viel früher das Risiko dieser kranken Frau erkannt worden und konsequent gehandelt worden war. Warum hatte man sie nicht zuvor schon wegen ihres gewalttätigen Verhaltens, bei dem immer auch ein Messer eine Rolle spielte, in eine Klinik eingewiesen und behandelt? Der erkrankte Patient, der seine Krankheit selbst in der Akutphase gar nicht als solche erkennen kann, hat ein Anrecht darauf, in seiner Erkrankung und in dem damit verbundenen Risiko ernst genommen zu werden. Das Risiko besteht ja nicht nur für die Umgebung, sondern letztlich besteht für den primär nicht straffälligen Patienten selbst das Risiko, zum Straftäter zu werden – und zwar ohne freie Willensentscheidung dazu.

Im Einzelfall ist die Situation allerdings recht kompliziert. Bei vielen schweren psychischen Krankheiten ist es leider tatsächlich so, dass die von ihr betroffenen Patienten infolge der Krankheit diese nicht erkennen können. Man kann das nicht vergleichen mit körperlichen Krankheiten. Im Falle einer Zuckerkrankheit kann der Arzt einem die Krankheit, die Ursachen und die Konsequenzen aufzeigen, und man kann entscheiden, ob und in welcher Weise man sein Leben wegen der Erkrankung umstellen will – oder auch nicht. Im Falle einer akuten Psychose ist das Erleben so losgelöst von der Realität, die eigene Integrität so beeinträchtigt, dass der Zustand sehr häufig als unangenehm, qualvoll, ja sogar sehr angstvoll erlebt wird, aber nicht einer Krankheit zugeordnet werden kann. Auch im Falle von Carola Fussmann war für sie die Bedrohung durch die Nachbarn real. Sie war nicht in der Lage, ihr Erleben als ein Krankheitsbild zu begreifen. Für sie war die Umgebung feindlich. Sie war innerlich gequält, aber die Ursache der Qualen lag für sie nicht in ihr selbst, sondern in der Umgebung. Sie litt. Sie drohte dem Nachbarn, sie hoffte, er werde sein »Vergewaltigungsprogramm« stoppen, was natürlich gar nicht möglich war. Also lag in ihrer Tötung eine völlig ver-rückte Art der Selbstrettung. Gerade weil viele Patienten in solchen akuten Phasen nicht erkennen können, dass sie dringend ärztliche Hilfe benötigen, führen erst mehr oder weniger gravierende Zwischenfälle dazu, dass sie in die Psychiatrie gebracht werden.

Natürlich muss man kritisch und offen sagen: Die Medikamente, die gegen die Erkrankung gut wirksam sind, haben auch unangenehme und belastende Nebenwirkungen. Allerdings schreiben die Patienten häufig die

Symptome ihrer Krankheit dann ausschließlich den Medikamenten zu. Ich habe schon viele Patienten gehört, die mir gesagt haben: »Erst seit ich hier in der Psychiatrie bin und diese Medikamente nehme, bin ich krank. Ich habe eine Psychose, aber die kommt von den Medikamenten. Vorher war ich gesund.« Von daher kommt sehr intensiven, ausführlichen ärztlichen Aufklärungsgesprächen immer wieder eine große Bedeutung zu. Erst kürzlich hat das Bundesverfassungsgericht noch einmal sehr deutlich herausgestellt, dass eine medikamentöse Zwangsbehandlung mit Antipsychotika bei behandlungsunwilligen, krankheitsuneinsichtigen Patienten einen schwerwiegenden Eingriff in die grundgesetzlich verankerten Freiheiten des Menschen darstellt. Das ist ohne Zweifel der Fall und bedarf daher engster, gesetzlich festgeschriebener Voraussetzungen. Für eine auf Vertrauen und Wertschätzung basierende Arzt-Patienten-Beziehung ist die Begegnung auf Augenhöhe, frei von patriarchaler Selbstherrlichkeit, Voraussetzung. Das Problem bei bestimmten psychischen Krankheiten ist – im Gegensatz zu körperlichen Erkrankungen – nur, dass die psychische Krankheit selbst es zuweilen unmöglich macht, dass der Patient sein Recht auf Behandlung überhaupt einfordern kann. Darf man einen Menschen, der der wahnhaften Überzeugung ist, all sein Essen sei vergiftet und das Wasser sei radioaktiv verstrahlt, verhungern und verdursten lassen, wenn man doch weiß, dass dieses quälende Erleben auf einer unbehandelten, aber insgesamt eben gut behandelbaren Psychose beruht? Darf man einen Menschen seiner Krankheit überlassen, wenn er aus einer inneren Gequältheit heraus ein Feuer in seiner Wohnung legt in der Absicht, sich selbst damit umzubringen, weil er die Chöre von befehlenden und kommentierenden Stimmen in seinem Kopf nicht mehr erträgt?

Ein Mensch muss zumindest durch eine Behandlung wieder in den Zustand kritischer Urteilsfähigkeit gebracht werden, damit er sich dann für oder gegen eine Behandlung entscheiden kann. Der Arzt darf nicht »Zwangsbeglücker« sein. Ein Mensch hat das Recht auf Krankheit, und ein Arzt vermag nicht zu beurteilen, ob der Patient für sich die Symptome der Krankheit als unangenehmer erlebt als die Nebenwirkungen der Medikamente. Diese Entscheidung kann nur der Patient selbst treffen. Aber der Patient hat doch zumindest das Recht darauf, mit medizinischer Hilfe zunächst einmal in einen Zustand gebracht zu werden, in dem er genau darüber frei befinden kann.

Strafe muss sein

Reinhard Schnittge war nach einer Leistenoperation noch ein paar Tage krankgeschrieben worden und daher am Nachmittag zu Hause, als seine Frau Margot kurz nach ihm schaute. »Hajo hat mich zum Kaffee eingeladen, dann kann ich gleich noch die Wäsche mitnehmen. Um sechs bin ich wieder da«, sagte sie, setzte sich ins Auto und fuhr zu ihrem Sohn.

Als Reinhard Schnittge gegen 17.30 Uhr das Motorengeräusch eines Wagens und das Zuklappen einer Autotür hörte, dachte er zunächst, seine Frau sei vorzeitig nach Hause gekommen. Er blickte aus dem Küchenfenster und sah stattdessen den Wagen seines Sohnes Hajo, der soeben die Haustür aufschloss und nach seinem Vater rief. Als Hajo sich in den Türrahmen stellte, erblickte Reinhard Schnittge seinen Sohn mit blutverschmierter Hose und T-Shirt und einer Jutetasche in der Hand.

»Mama hatte einen Unfall«, sagte Hajo. »Komm mal mit!«

»Wo ist Mama jetzt?«, fragte Reinhard aufgeregt, der die deutlich bedrohliche Haltung und den angespannten Tonfall seines Sohnes bemerkte. Hajo blickte ihn mit

starr-durchdringenden Augen an, als ob er keinen Widerspruch dulde. »Komm mit, dann zeige ich sie dir!«

Doch Reinhard Schnittge bekam es mit der Angst zu
tun, er ahnte Schlimmes.

»Warte, ich stell nur schnell die Herdplatte ab«, gab er
vor. An seinem Sohn im Türrahmen traute er sich nicht
vorbei. Also hantierte er mit wenigen Griffen am Herd
herum, um seinen Sohn abzulenken, und öffnete dann
blitzschnell die Küchentür. Vor dort aus rannte er in den
Garten, um das Haus herum, sprang, obwohl er wegen
seiner Operation das noch nicht tun sollte, in Panik über
den niedrigen Zaun auf die Einfahrt der Nachbarn und
klingelte dort Sturm. Er hatte Glück, und ihm wurde ge-
öffnet.

»Lassen Sie mich rein!«, rief er. »Ich glaube, meiner
Frau ist etwas zugestoßen!«

Die verblüffte Nachbarin hatte keine Zeit zu überlegen, was sie von ihrem aufgeregten Nachbarn zu halten
hatte, sondern sah Herrn Schnittge in ihr unbekannter
Not, ließ ihn ein und verriegelte auf sein Drängen die
Haustür.

»Rufen Sie die Polizei!«, keuchte er. Die Nachbarin
reichte ihm das Telefon, und so wählte er hektisch die
Nummer der Polizei und bat, diese möge zur Wohnung
seines Sohnes fahren, da seine Frau sich dorthin begeben
hatte, um die Wäsche zu holen. »Ich glaube, es ist etwas
Schlimmes passiert. Mein Sohn steht mit blutverschmierter Kleidung da und redet etwas von einem Unfall, und
meine Frau ist noch nicht zurück ...«

Hajo Schnittge war inzwischen zum Auto zurückgegangen und weggefahren. Er wurde später über sein
Handy geortet. Die Polizei musste derweil die Wohnung
von Hajo aufbrechen lassen und fand den mit Messer-

stichen übersäten Leichnam seiner Mutter im Bad, der rasch in die Rechtsmedizin überstellt wurde.

Die Frau, die auf dem Seziertisch der Bonner Rechtsmediziner lag, hatte vor ihrem Tod angstvolle Minuten verlebt, so viel war sicher. Die Ärzte fanden an der rechten Rückenpartie acht und an der seitlichen Rumpfpartie links weitere vier Stichverletzungen. Zwei tiefe Stiche in den Bauch hatten Leber und Darm verletzt, die rechte Niere hatte ebenso Stiche abbekommen wie die Milz auf der linken Seite des Körpers. Hinzu kamen 14 Stiche, die sich über den gesamten Kopf verteilten, aber das Gesicht selbst ausließen. Schnitte in beiden Handflächen und oberflächliche Wunden an den Streckseiten beider Unterarme ließen den Schluss auf Abwehrverletzungen zu, die sich die Frau vor ihrem Tod dadurch zugezogen hatte, dass sie versucht hatte, in das Messer ihres Angreifers zu fassen und es ihm zu entreißen. Offenbar hatte der Täter aus einem entschlossenen Vernichtungswillen gehandelt. Wie war es dazu gekommen?

Margot Schnittge hatte, wie sich bei der Befragung durch die Polizei herausstellte, mit ihrem Mann Reinhard und ihren drei Kindern im Alter zwischen 17 und 24 Jahren in Bonn gelebt. Sie war lange Jahre Hausfrau gewesen und arbeitete vor ihrem Tod halbe Tage in ihrem gelernten Beruf als Einzelhandelskauffrau; ihr Mann war Beamter. Die jüngeren Söhne Friedjof und Sven, die beide noch zu Hause lebten und auf das Gymnasium gingen, entwickelten sich gut, auch Hajo hatte das Abitur gemacht und nach dem Zivildienst mit dem Jurastudium begonnen. Die Eltern waren stolz auf ihn und froh darüber, dass ihr Sohn in Bonn bleiben konnte. Zum Studienbeginn hatte er eine kleine Wohnung in der Nähe der Uni bezogen. Er kam oft zum Essen nach Hause, Margot Schnittge hatte sich weiter um die Wäsche des Sohnes gekümmert und seine Wohnung geputzt, um ihm den Rücken für Klausuren frei zu halten. Bislang waren Reinhard und Margot Schnittge für ihr Leben recht dankbar gewesen.

Einige Monate nach Studienbeginn aber begann ihr Sohn sich für die Familie sichtbar zu verändern. Es war zunächst ein schleichender Prozess über Monate hinweg. Erst brach er mit seiner langjährigen Freundin, einem netten Mädchen, das die Schnittges ins Herz geschlossen hatten. Das fanden die Eltern noch nicht so ungewöhnlich in dem Alter. Dass ihr Sohn zunehmend wortkarger wurde und weniger erzählte, erklärten sie sich wahlweise mit Liebeskummer oder aber Prüfungsstress. Dann fiel ihnen auf, dass ihr Sohn entgegen seiner Gewohnheit, jeden Morgen um sieben Uhr zu joggen, auffällig lange im Bett blieb und den Sport aufgab. Er wurde seltsam patzig und gereizt. Wenngleich die Mutter mehrfach versuchte, mit ihrem Ältesten zu reden, kam sie an ihn nicht mehr heran, er wirkte zunehmend unnahbar und eigentümlich distanziert. Dann fiel den Eltern auf, dass er manchmal vor sich hin lachte, ohne dass sie verstanden, was es zu lachen gab. Da hatten sie erstmals den sicheren Eindruck, dass ihr Sohn nicht gesund war, und baten ihn, zum Hausarzt zu gehen, aber Hajo lehnte ab. »Da geh du mal lieber selbst hin«, sagte er nur.

Dass bei Hajo Schnittge bereits eine Psychose in der Vorgeschichte festgestellt worden war, war auch der Grund für eine Begutachtung. In der Akte der Staatsanwaltschaft befand sich bereits ein ausführlicher Arztbrief über die erste stationäre Behandlung von Hajo Schnittge,

aber ich bekam mit seiner Einwilligung auch die Genehmigung, die früheren Krankenakten einzusehen.

Wie ich daraus und auch aus dem Befragungsprotokoll
des Vaters erfahren konnte, hatte es schon vor Monaten
erste Handgreiflichkeiten im Rahmen der psychischen
Veränderung des Sohnes gegeben. So zog Hajo in seiner
Wohnung die Gardinen nun auch tagsüber zu, ließ die
Rollläden herab, brachte Aluminiumfolie vor den Fenstern an und ließ entsprechende Folienbahnen von der
Duschstange herabhängen. Als die Mutter, wie gewohnt,
zu ihrem Sohn fuhr, um in dem Studentenhaushalt ein
wenig nach dem Rechten zu sehen, war sie entsprechend
erschrocken.

»Du bist doch nicht ganz bei Trost«, rief sie und riss
energisch an den Zugbändern der Jalousien, öffnete die
Fenster, um der stickig-dumpfen Luft Abzug zu ermöglichen, und entfernte vehement die Aluminiumfolien-
streifen. Daraufhin griff Hajo seine Mutter erstmals an, er
stürzte sich mit den Worten »Lass das dran! Lass das
dran!« von hinten auf sie, legte seinen rechten Arm um
ihren Hals, ließ dann aber doch rasch wieder los und begann mit Fäusten auf sie einzuschlagen.

Margot Schnittge beugte sich nach vorne, nahm reflex-
artig die Arme über den Kopf und versuchte ihren Sohn
zu beschwichtigen. Als dieser von ihr abließ, sagte sie nur
noch, dass sie nur die Wäsche mitnehmen wolle und ihn
jetzt besser allein lasse. Dann fuhr sie, immer noch völlig
aufgelöst von dem Vorkommnis, nach Hause und beriet
sich mit ihrem Mann, was zu tun sei. Im Gespräch mit
dem Hausarzt vermutete dieser eine Psychose und emp-
fahl, auf den Sohn einzuwirken, mit ihm eine psychiatrische Klinik aufzusuchen und bei einem möglichen Angriff sogleich die Polizei zu rufen, weil dann die Chance

bestehe, dass ihr Sohn für eine Zeit in der Psychiatrie untergebracht werden könne. Die Eltern hatten allerdings Sorge, etwas dergleichen zu unternehmen, was ihrem Sohn später einmal schaden könnte, und hofften, es käme nicht mehr vor.

Aber es kam wieder vor. Schnittges hatten rund ein halbes Jahr nach dem ersten Angriff Hajo bei sich zu Hause zum Essen. Sie saßen mit ihren drei Söhnen am Tisch, aber allen war in der Nähe von Hajo unbehaglich, denn er verströmte eine für sie schlecht zu beschreibende Anspannung. Auch aß er nicht, sondern saß kerzengerade und beobachtete mit misstrauisch-bohrenden Blicken die anderen Anwesenden am Tisch.

»Isst du nichts?«

»Das könnte euch so passen, aber ich weiß Bescheid. Ich weiß jetzt über alles Bescheid!«, entgegnete Hajo. »Ihr könnt die Radioaktiv-Generatoren ruhig abstellen«, sagte er. »Ich bin immun dagegen. Ihr werdet das noch bereuen, das sage ich euch.« Die Eltern verstanden kein Wort, und auch die beiden jüngeren Brüder fanden Hajo irgendwie unheimlich. »Radioaktiv-Generatoren? Was soll denn das sein?«, wollte Reinhard Schnittge wissen. »Wovon redest du?«

»Halt du mal die Schnauze«, fauchte Hajo. »Ich habe euch längst durchschaut. Ihr habt schon die ganze Zeit die Radioaktiv-Generatoren auf die Wohnung gerichtet. Ich werde damit *gehirnverschrumpft*. Ich merke das doch, dass ihr mich vernichten wollt. Schon seit Jahren wollt ihr mich vernichten. Erst mit dem Essen, aber ich bin immer noch da. Jetzt habt ihr diese lächerlichen Radioaktiv-Generatoren, die mir ins Hirn dröhnen, aber da lache ich nur drüber!« Hajos Stimme wurde laut und bedrohlich.

»Hajo, du bist krank. Wir können dir alle nicht folgen. Du musst zum Arzt. Du brauchst Hilfe. Es gibt keine Generatoren, das bildest du dir ein«, versuchte Reinhard seinen Sohn zu beschwichtigen. Überhaupt diese Ausdrucksweise … »Radioaktiv-Generatoren« und »gehirnverschrumpft«, solche Wörter gab es doch gar nicht. Hajo schien für das, was er erlebte, eine eigene Ausdrucksweise zu schaffen.

Viel Zeit für diese Verwunderung blieb nicht, denn so schnell, dass sie kaum gucken konnten, nahm Hajo seine Gabel, erhob sich von dem Stuhl am Esstisch, wandte sich leicht nach links und stieß dem ahnungslosen Vater die Gabel in den Unterarm. Friedjof sprang als Erster auf, lief zum Telefon und rief die Polizei, während Reinhard Schnittge vor Schmerzen aufschrie, sich nach ein paar Schrecksekunden beherzt die Gabel aus dem Arm zog und seinen Sohn anherrschte: »Hajo, bist du verrückt?«

Margot Schnittge holte Verbandsmaterial und ein Handtuch, das sie unter den blutenden Arm ihres Mannes legte. An ihren Sohn wagte sie sich nicht zu wenden. Wer weiß, was er noch tun würde? Der hatte sich aber sogleich wieder auf den Stuhl gesetzt und begonnen zu kichern. Kurze Zeit später standen Polizei, Ordnungsamt und Notarzt vor der Tür, und so kam Hajo erstmals in die psychiatrische Klinik.

In jedem Bundesland gibt es Gesetze über Hilfen und Schutzmaßnahmen für psychisch Kranke, die kurz »PsychKG« genannt werden. Sie ermöglichen unter klaren juristischen Vorgaben, psychisch kranke Menschen bei unmittelbar bevorstehender erheblicher Eigen- oder Fremdgefährdung vorübergehend auch gegen ihren Willen in einer psychiatrischen Klinik unterzubringen. In solchen Fällen wird der Patient oder die Patientin vom Ordnungsamt zur Klinik gebracht, und ein Arzt hat zunächst den Patienten daraufhin zu untersuchen, ob eine psychische Krankheit vorliegt, aus der eine akute Selbst- oder Fremdgefährdung resultiert. Eine solche vorläufige Unterbringung ist nur 24 Stunden zulässig. Dann muss das zuständige Amtsgericht über die Freilassung des Kranken oder die Dauer der Unterbringung, im Regelfall nicht länger als sechs Wochen, entscheiden. Bei tragfähiger Freiwilligkeitserklärung des Patienten oder aber bei Wegfall der Unterbringungsgründe ist diese zwangsweise Unterbringung unverzüglich aufzuheben. Wenn ein Mensch psychisch krank ist, aber sich daraus nicht eine unmittelbare Gefahr für ihn oder andere ableitet, sondern lediglich eine Behandlungsbedürftigkeit besteht, kann das Betreuungsrecht greifen, nicht aber eine zwangsweise Unterbringung zur Gefahrenabwehr.

Im hier vorliegenden Fall wurde Hajo Schnittge nach dem Eintreffen von Polizei und Ordnungsamt der ortsansässigen Psychiatrie vorgestellt. Dort diagnostizierte der Arzt der Ambulanz bei Hajo Schnittge eine akute Psychose. Der Angriff auf den Vater resultierte aus dem krankheitsbedingt veränderten Erleben von Hajo. Er blieb im Krankenhaus, wurde auch 20 Tage gegen seinen Willen dort behandelt, unterschrieb dann eine Freiwilligkeitserklärung und ließ sich fünf Tage später gegen ärztlichen Rat entlassen. Das war knapp fünf Wochen, bevor Hajo Schnittge seine Mutter zum Kaffee einlud.

Die Akten gaben Auskunft darüber, dass er zunächst Konzentrations- und Schlafstörungen bekommen hatte. Vor allem konnte er nicht einschlafen, und wenn, dann schlief er nur eine oder anderthalb Stunden und war dann wieder wach. Er fühlte auch im inneren Erleben eine zunehmende Distanz, eine Art unsichtbare Wand zwischen sich und seinen Mitmenschen. Der Kontakt zu anderen Menschen wurde ihm lästig. Dann, so Hajo, sei ihm klar geworden, dass seine Mutter und sein Vater ihn seit Jahren, wahrscheinlich schon seit der Kindheit, vergiften würden und ihre ganze Freundlichkeit nur scheinheilige Fassade sei. Mutter und Vater steckten konspirativ unter einer Decke. Seine Brüder wüssten, so weit er denke, nichts davon. Mittlerweile fühlte er sich so beeinträchtigt, dass er sich von seiner Freundin trennte. Ihr gegenüber war er auch zunehmend gleichgültig geworden. Er hatte genug mit sich zu tun. Die Eltern hatten nachgelegt und »Radioaktiv-Generatoren« versteckt, die von draußen, von den Häusern auf der anderen Straßenseite und womöglich auch aus den Nachbarwohnungen radioaktive Strahlen in seine Wohnung senden würden, um ihn langsam, aber sicher zu vernichten. Er merke das doch an der Müdigkeit, daran, dass es ihm schwerfalle, morgens noch aufzustehen, er könne nicht mehr joggen, könne nicht mehr lernen. Er werde seither »gehirngeschrumpft«. Drogenkonsum verneinte Hajo klar. Er habe einmal während der Schulzeit gekifft, aber davon sei ihm fürchterlich übel geworden, da habe er das gelassen.

Die Diagnose im Arztbrief lautete »paranoide Psychose aus dem schizophrenen Formenkreis«. Hajo Schnittge wurde dringend geraten, sich ambulant bei einem Psychiater behandeln zu lassen und die Medikamente weiter zu nehmen, unter denen er während seines Krankenhausaufenthaltes zwar schrecklich müde war, aber Zweifel an seiner Theorie entwickelte, auch wenn er sich immer noch körperlich matt fühlte und sich kaum vorstellen konnte, nicht Opfer von radioaktiver Strahlung zu sein. Irgendwie fand er auch, dass die Strahleneinwirkung unter den Medikamenten abnahm, aber er erklärte es sich letztlich eher damit, dass die Generatoren nicht im Krankenhaus angebracht seien und er durch die Mauern der Station vor den schädlichen Einwirkungen geschützt sei. Er überlegte auch, ob die Eltern vielleicht damit nichts zu tun haben könnten. Daher hatte er sich auch im Beisein des Stationsarztes ein paar Tage vor seiner Entlassung bei seinen Eltern entschuldigt, die ihn trotz der Vorfälle im Krankenhaus besucht hatten und zu ihm standen.

Als Hajo Schnittge wieder entlassen war, setzte er die Medikamente sofort ab. Er ging auch nicht zum Arzt, denn er fühlte sich einerseits etwas besser, andererseits aber weiterhin müde, innerlich matt und hatte ohnehin eine kritische Einstellung zu Medikamenten. Außerdem war er sich nicht ganz sicher, ob die Tabletten nicht letztlich doch nur eine andere Form des Giftes waren, um ihn zu zerstören. Sollten die Ärzte vielleicht mit den Eltern zusammenstecken? Oder wollten sie ihm wirklich helfen, aber die Mutter tauschte heimlich die Tabletten gegen das Gift aus? Konnte er an den Bewegungen seiner Mitmenschen heimliche Zeichen erkennen, die auf ihre wahren Absichten schließen ließen? Erst einmal schien ihm äußerste Vorsicht geboten, die Tabletten würde er weglassen, dann würde er schauen.

Kurze Zeit später war er sich sicher, dass die Eltern seine Vernichtung im Sinne hatten, und das würde er sich nicht weiter bieten lassen. Er hatte schon viel zu lange gewartet. Jetzt war damit Schluss. Er würde seine Mutter getrennt vom Vater umbringen müssen, beide zugleich, das schien ihm zu heikel. Am besten war es, seine Mutter zu sich in die Wohnung zu bitten. Da sie immer die Wäsche holte, war das ein guter Anlass. Seinen Vater würde er sich danach vorknüpfen und mit ihm irgendwohin fahren. Zu Hause konnte eher etwas schiefgehen. Vielleicht waren seine Brüder da oder störten plötzlich.

Die Rollläden hatte er längst wieder geschlossen, die Vorhänge zugezogen, sich neue Alufolie gekauft und damit das Zimmer in einem etwas eigenwilligen Muster tapeziert. Er hatte den Eindruck, die Folie halte die Strahlen doch etwas ab. Er hatte auch seine Ernährung umgestellt und sich Babynahrung gekauft, weil er mutmaßte, dass er sich da sicher sein konnte, dass diese frei von Gift sei. Dadurch hatte er nun stark an Gewicht verloren, aber er dachte ohnehin nicht viel ans Essen. Dafür trank er literweise starken Kaffee.

Hajo Schnittge kaufte ein Schinkenmesser von 20 Zentimeter Klingenlänge in einem nahe gelegenen Haushaltswarengeschäft. Es war ziemlich teuer im Verhältnis zu seinem Studentenbudget, aber das war es ihm wert. Das Messer legte er in dem kleinen Flur seiner Wohnung in eine Dose, die auf dem Schuhschrank stand. Er überlegte sich, seine Mutter in das enge Bad zu lotsen, um sie mit dem Messer zu attackieren. Es war wenig Platz dort, um zu entkommen. Das schien ihm günstig. Dann rief er seine Mutter an, gab sich alle Mühe, ruhig zu wirken und einigermaßen freundlich zu sein. Er lud sie ein, sie kam.

Zunächst goss er ihr tatsächlich auch noch Kaffee ein und saß ihr schweigend gegenüber. Margot Schnittge muss in Anbetracht der auffälligen Wohnweise ihres Sohnes vor ihrem Tod gewiss festgestellt haben, dass Hajo weiterhin krank war bzw. sich sein Gesundheitszustand wieder verschlechtert hatte.

Berichten konnte sie davon nicht mehr, denn soweit sich die Dinge rekonstruieren ließen, war Margot Schnittge vor ihrem Sohn in das kleine Bad gegangen, wo eine

Plastikkiste für die Schmutzwäsche stand, und war dann von ihm mit dem Messer, das er sich zuvor rasch von dem Schränkchen genommen hatte, mit aller Wucht angegriffen worden. Sie hatte keine Chance und kam lebend nicht mehr aus dem Bad hinaus. Was für eine Angst muss Margot Schnittge ausgestanden haben und welche Verzweiflung, ihren eigenen Sohn nicht mehr beschwichtigen zu können.

Hajo Schnittge wusch sich die Hände und das Messer, wechselte aber nicht die Kleidung, sondern nahm, so blutverschmiert, wie er war, den Schlüsselbund mitsamt Haus- und Autoschlüssel aus der Handtasche seiner Mutter, lief zu ihrem Polo und fuhr zum Elternhaus. Das Messer steckte er in eine Jutetasche, die er im Auto auf dem Beifahrersitz ablegte und später einfach in der Hand tragen konnte.

Als ich Hajo Schnittge, der wegen der bekannten Psychose bereits in der Forensischen Psychiatrie vorläufig untergebracht worden war, auf der Aufnahmestation antraf, war er erkennbar schwer krank.

Beim ersten Gesprächskontakt saß er zwar nicht mehr so abgemagert wie zuvor beschrieben an einem Tisch im Besucherraum, war aber äußerst abgelenkt, blickte ständig in verschiedene Ecken des Raumes bzw. zur Decke hoch und lachte häufig, wobei das Lachen auf eine sehr spezifische Weise völlig entkoppelt schien von seiner eigentlichen Stimmung. Kurze Zeit nach der stationären Aufnahme hatte Hajo Schnittge zunächst versucht, sich selbst das Leben zu nehmen, und hatte sich mit einer Scherbe einer aus der Wand geschlagenen Kachel seines Nasszellenbereichs an den Handgelenken geschnitten, aber die Schnitte waren nicht lebensbedrohlich tief gewesen. Ich sah die verschorften Schnitte an seinen Armen. Seine Gedankengänge waren ungeordnet und brachen immer wieder ab, verloren sich scheinbar im Nichts, sodass ich das erste Gespräch rasch beendete. In diesem Zustand war keine vollständige gutachterliche Untersuchung möglich, sondern ich notierte mir zunächst den psychopathologischen Befund, also das psychische Zustandsbild von Hajo Schnittge, stellte ein paar Fragen, um den formalen Denkablauf und sogenannte inhaltliche Denkstörungen, also überwertige, bizarre oder sonst von der Realität entfernte Überzeugungen und Gedankeninhalte besser erfassen zu können.

»Tze, tzze, tze … (Pause) Also das ist doch … mein Gehirn ist geschrumpft, die Alte ist tot, und ich sitze hier …« Herr Schnittge lachte. »Sie wissen doch Bescheid. Das ganze Gift in meinem Körper … Das ist wie … wie … Arsenspaltpilze … Mein Darm löst sich auf.« Wieder lachte er, wobei sich sein Mund so verzog, als ob es auch zum Weinen reichen würde. Ich kündigte ihm und anschließend dem Stationsarzt gegenüber an, dass ich zu einem späteren Zeitpunkt noch einmal käme, um Herrn Schnittge ausführlicher zu befragen. Nach gut drei Wochen erschien ich wieder, um ihn in einem womöglich etwas stabileren psychopathologischen Zustand zu sehen. Für die komplette Untersuchung war er zu Beginn noch zu akut krank gewesen.

Jetzt konnte Herr Schnittge mir in knappen Sätzen berichten, dass er der Erstgeborene seiner Eltern war, mit ihnen und seinen zwei Brüdern in geordneten Verhältnissen aufwuchs, als Kind das Gefühl gehabt hatte, von Vater und Mutter gemocht zu werden, und auch ein gutes Verhältnis zu seinen Großeltern mütterlicherseits hatte. Eine Tante väterlicherseits war aber psychisch krank gewesen, hatte lange in einer psychiatrischen Klinik gelebt und sich letztlich wohl das Leben genommen, als er selbst noch ein Kind war. Darüber wurde in der Familie nicht weiter gesprochen. Es hieß nur, sie sei »depressiv« gewesen. Der Vater kümmerte sich am Wochenende um seine Söhne. Hajo besuchte den Kindergarten, die Grundschule und nach der Orientierungsstufe das Gymnasium, das Lernen fiel ihm leicht, und er hatte einen kleinen, aber stabilen Freundeskreis. Mit seinen Brüdern verstand er sich recht gut, abgesehen von den fast unvermeidlichen kleineren Reibereien, als alle noch Kinder waren. Als Kind spielte er Fußball, als Jugendlicher entdeckte er das Joggen, das er lange Zeit bis ins Studium hinein beibehielt. Mit 17 Jahren lernte er in der Oberstufe seine Freundin kennen, die sich nach der Schule zu einer Banklehre entschloss. Bis auf einen Schienbeinbruch, der ein Sportunfall in der Schule war, war er immer gesund gewesen. Wie ich schon in den Unterlagen der Akte gelesen hatte, bestätigte er mir, nur ein einziges Mal als Jugendlicher Haschisch probiert zu haben. Er berichtete vom Zivildienst und von dem Auszug von zu Hause und wie praktisch er es ursprünglich gefunden hatte, dass seine Mutter ihm so viel Hausarbeit abnahm. Dann berichtete er von der Gewissheit, was eigentlich hinter der Freundlichkeit der Eltern steckte.

»Das fing vor ungefähr zwei Jahren an. Ich musste mich auf Klausuren vorbereiten und Hausarbeiten schreiben. Ich konnte mich nicht mehr konzentrieren. Ich schlief auch schlecht, fühlte mich nicht wohl. Erst bin ich noch meine zwanzig Kilometer gelaufen. Dann verlor ich zunehmend die Kraft. Es ging nicht mehr. Etwas zog mir die Kraft aus dem Körper. Dann war da so ein elektrisches Surren, so elektrische Adern … Ganz komisch! Das kann doch nicht sein, dachte ich. Und dann blickten meine Mutter und mein Vater sich immer so komisch an. Das fiel mir auf, wenn ich bei denen zum Essen war. Vorher war mir das gar nicht aufgefallen. Ich weiß gar nicht, warum ich das nicht früher schon bemerkt habe. Die blickten sich so an, blinzelten … Wissen Sie, so!« Hajo Schnittge klimperte rasch mit den Augen und kniff die Lider zusammen.

»Aha. Und was bedeutet das? Was glauben Sie?«, fragte ich.

»Ich denke, die haben sich immer Zeichen gegeben. Dass das Gift jetzt wirkt. Gesagt haben sie aber nichts.«

»Und was war mit Ihren Brüdern? Waren die auch mit von der Partie?«

»Nee, die nicht.«

Zwischendurch trat im Gespräch immer wieder ein zur Situation völlig unpassend, ja losgelöst erscheinendes grimassierendes Lächeln in sein Gesicht. Seine Sprache war von den Medikamenten immer noch etwas schleppend, er wirkte müde, gähnte auch häufig zwischendurch. »… Ich fühlte mich immer matter. Ich bin nachher gar nicht mehr richtig aufgestanden. Das Licht war so grell, ich habe die Fenster verhangen und habe dann gewusst, was los war. Verstehen Sie, ich habe es plötzlich gewusst! Da war mir klar, was da eigentlich schon die ganzen Jahre lief … Deswegen auch die Sorge meiner Mutter … Meine Mutter und mein Vater haben all die Jahre an meiner Vergiftung gearbeitet, eigentlich ging das von meiner Mutter aus, aber mein Vater hat nichts dagegen getan. Der hat nur zugeguckt und mitgemischt.«

Ob er das Gift auch habe riechen oder schmecken können, wollte ich wissen.

Nein, das sei geschmacklos gewesen, aber ihm sei oft

übel gewesen, er habe manchmal auch extra das Essen wieder erbrochen.

Hajo Schnittge schilderte, welche Gefühle des körperlichen Unbehagens er hatte, wie sich sein Kopf dumpf anfühlte und das Denken schwerfällig machte und wie er zunehmend das Gefühl hatte, dass die Wohnung von außen radioaktiv bestrahlt werde. Er beschrieb Sonnenaufgänge und glaubte, dass die Verfärbung des Himmels mit der Radioaktivität zusammenhänge, die da auf ihn ausgerichtet werde. Er schilderte, wie er merkte, dass seine Eingeweide sich unter der Wirkung von Strahlen und Gift veränderten, er kaum noch etwas essen konnte, es mit Babynahrung versuchte. Das Leben wurde ihm unerträglich. Er spürte, wie sich seine Därme im Inneren seines Bauches zusammenzogen, war sich sicher, dass dies Folgen von Gift und Radioaktivität seien, dass er dabei war, bei lebendigem Leibe sterben zu müssen. Seine Eltern schienen sich an seinem Elend, das sie so wortlos beobachteten und mit konspirativen Blicken untereinander kommentierten, regelrecht zu weiden.

Mit einer eigentümlichen Kühle und dem kleinteiligen Bezug zum Konkreten schilderte Hajo Schnittge dann, wie er sich überlegt hatte, seine Mutter zu erstechen, nachdem er sie mit einem Vorwand in das enge Bad gelockt haben würde. »Ich stach auf meine Mutter ein. Aber ich war verblüfft, wie viele Stiche ich brauchte … Sie starb gar nicht! Dann machte sie so ein Geräusch, so ein Oooocchhhh …« Hajo Schnittge hauchte ein unartikuliertes Geräusch. »Als ob Luft aus ihr entweicht. Ein Luftsack …« Das sei anstrengend gewesen für ihn. Er sei auch wütend geworden, weil sie so gar nicht gestorben sei, zunächst zumindest …

»Wie sehen Sie Ihre Tat jetzt?«, fragte ich ihn.

»Ich ärger mich, dass das mit meinem Vater nicht auch noch geklappt hat. Ich wollte mit ihm in eine einsame Gegend fahren und ihn da erstechen. Aber jetzt bin ich hier.« Hajo Schnittge schilderte die Tötung seiner Mutter mit einer Neutralität, wie man über ein mechanisches Experiment berichtet. Die Laute der Mutter, ihre Reaktionsweisen verloren in seiner Schilderung jeden menschlichen Bezug, sondern waren reine, interessante Phänomene.

Für Menschen, die eine solche Ausprägung der Erkrankung zum ersten Mal erleben, ist das eine bedrückende und eisige Erfahrung, Psychiater kennen diese Besonderheit der affektiven Kühle, die Bestandteil der Erkrankung ist. Die emotionale Resonanzfähigkeit, also auf andere Menschen einfühlend und warmherzig zu reagieren, schwindet. Die Erkrankung macht Menschen einerseits hoch empfindlich gegenüber Störeinflüssen durch ihre Mitmenschen. Nähe wird rasch zu belastend, zu intensiv. Das Bedürfnis nach sozialem Rückzug und Isolation steigt. Auf der anderen Seite wirken die Betroffenen auch selbst eigentümlich distanziert.

Ich erinnere mich, während ich Ihnen dies erzähle, an einen anderen schizophrenen Mann, der seine Mutter getötet hatte, auch er in der Annahme, er sei jahrelang von ihr vergiftet worden, und der sich interessiert und unbeteiligt zugleich im Gerichtssaal die Obduktionsfotos mit angesehen hatte, die das Gericht den Verfahrensbeteiligten vorlegte. Auf den Farbfotos war in diversen Details die aufgeschnittene Leiche der Frau zu sehen, Brustkorb, Bauchhöhle, Lungen, Rückenmuskulatur. Die vorsitzende Richterin, die schon erkennbar etwas stutzte, dass der Sohn sich tatsächlich die Fotos der von ihm getöteten Mutter ansehen wollte, fragte ihn dann: »Und wie ist das jetzt für Sie, wenn Sie die Fotos sehen?« Mit ihrer Frage zielte sie auf den emotionalen Gehalt, der von den Fotos ausgehen könnte. Der schizophrene Mann, auch er erkennbar noch sehr krank, antwortete: »Och, das ist schön bunt. Das gefällt mir.« Er nahm die Fotos als ein buntes Muster von hellerem und dunklerem Rot (Muskulatur) und Gelb (Fettgewebe) wahr.

Ich sprach Hajo Schnittge auf seinen stationären Aufenthalt in der Psychiatrie an und dass er damals eine kurze Zeit Zweifel bekommen hatte an seiner Sichtweise. »Ja, da war ich mir mal nicht so sicher. Jeder zweifelt ja mal. Aber als ich wieder raus war, da war ich mir sicher. Es war alles so wie vorher. In der Klinik konnten sie mir ja nichts, aber ich kann ja nicht in der Klinik bleiben, nur weil meine Eltern mich töten wollen.« Die Medikamente damals hätten ihn nur müde gemacht und auch nicht wirklich geholfen. Außerdem sei er ja gar nicht krank.

»Aber jetzt nehmen Sie ja auch Medikamente?«, warf ich ein.

»Ja, weil die Ärzte das wollen, aber in Wahrheit brauche ich die nicht. Später setze ich die auch wieder ab.« Er sei weiterhin überzeugt, dass die Eltern ihn hätten töten wollen, warum, wisse er nicht. »Strafe muss sein.«

Bei Hajo Schnittge stand die Diagnose ganz zweifelsfrei fest: Er litt an einer Psychose aus dem schizophrenen Formenkreis. Im Juristendeutsch heißt das krankhafte seelische Störung und ist eine Grundlage für die Prüfung der erheblich verminderten oder gar aufgehobenen Schuldfähigkeit.

In diesem Fall war es so, dass das Tatmotiv, die Mutter zu töten, und alle darauf ausgerichteten Handlungen strikt gebunden waren an die wahnhafte und zum Tatzeitpunkt unkorrigierbare Überzeugung, von den Eltern misshandelt und vergiftet zu werden. Die formale Steuerungsfähigkeit war in Bezug auf den Tatplan natürlich nicht ganz aufgehoben, sondern es gab durchaus formal ein recht geordnetes und planvolles Verhalten. Für die Annahme einer Schuldunfähigkeit spricht aber in solchen Fällen der Umstand, dass der Kranke selbst sich von seinen krankhaften Beweggründen, die seiner Selbstkontrolle eben nicht mehr unterliegen, nicht zu distanzieren vermag. Er kann sich im Vollbild der Erkrankung eben nicht mehr fragen, ob er sich das einbildet. Auch andere Persönlichkeitseigenschaften verändern sich mitunter in der Erkrankung so stark, dass die Frage, ob der Täter bei der Tat anders hätte handeln können, verneint werden muss.

Das Gericht entschied, dass Hajo Schnittge im Zustand der Schuldunfähigkeit gehandelt hatte, und ordnete die Unterbringung in einem psychiatrischen Krankenhaus an.

Mit Kriminalfällen wie dem von Hajo Schnittge hat die Forensische Psychiatrie häufig zu tun. Mittlerweile sind rund 40 Prozent aller Patienten, die im psychiatrischen Maßregelvollzug untergebracht sind, Menschen, die an einer schizophrenen Psychose leiden.

Das verwundert im Grunde nicht, weil man sich leicht vorstellen kann, dass unkorrigierbares Wahnerleben mit bedrohlichen Inhalten dazu führt, dass Menschen sich in Gefahr und Bedrohungslagen zu befinden meinen, obwohl dies nicht der Fall ist. Manchmal kommen noch Stimmen in Form von Kommentaren oder Befehlen hinzu, die den Kranken zum Handeln zwingen. Wenig weiß man darüber, warum der eine schizophrene Gewalttäter nun ausgerechnet seine Mutter umbringt, der andere den Vater angreift, wiederum ein Dritter völlig fremde Personen auf der Straße attackiert. Wovon hängt der Inhalt des Wahnerlebens beim Einzelnen ab?

Darauf gibt es bisher keine schlüssige Antwort. Wahninhalte von Menschen mit einer Schizophrenie beziehen sich jedoch oft auf schwerwiegende eigene Befindlichkeitsstörungen, wie bei Hajo Schnittge zum Beispiel das Erleben von sich auflösenden oder schrumpfenden Organen, in Verbindung mit der Überzeugung, feindlichen Mächten ausgeliefert zu sein. Dabei stellen sowohl Verfolgungswahn als auch insbesondere Vergiftungswahn Risiken dar, dass der Erkrankte infolge seines Erlebens aggressiv reagiert und sich gegen die krankhaft eingebildeten Drangsalierungen zur Wehr setzt.

Ein depressiver Wahn ist typischerweise eher ein Schuld- und Versündigungswahn oder ein sogenannter nihilistischer Wahn, demzufolge die Welt untergeht und das Leben trost- und sinnlos ist.

Warum habe ich diesen Fall ausgewählt? Der Titel des Buches lautet »Jeder kann zum Mörder werden«. Kann jeder seine Mutter töten und den Vater womöglich noch gleich dazu? Das ist nicht die Frage. Jeder kann an einer Schizophrenie erkranken. Hajo Schnittge hat seine Krankheit nicht verschuldet, er ist schicksalhaft krank geworden. Es handelt sich um eine sehr komplexe Stoffwechselstörung im Gehirn sowie um eine sogenannte Filterstörung, bei der irrelevante Informationen von relevanten Informationen im Gehirn nicht mehr unterschieden werden können.

Familiendramen wie im Fall Hajo Schnittge sind fürchterlich und tragisch. Es ist aber ein Wert unseres Rechtsstaates, dass zwischen psychisch kranken, schuldunfähigen und psychisch gesunden, verantwortungsfähigen Tätern unterschieden wird und dass psychisch Kranke einen rechtlich verbrieften Anspruch auf Hilfe haben, auch dann, wenn sie sehr schwere Straftaten begangen haben.

Nachwort

Was sind das für Menschen, die solche Verbrechen begehen?, lautete die Ausgangsfrage zu diesem Buch. Welche Identität hat »das Böse«, das wir so gerne außerhalb unserer selbst und unseres eigenen sozialen Umfeldes verorten wollen? Ist »das Böse« überhaupt ein Thema für die Medizin? Ist es nicht vielmehr im Kompetenzbereich von Philosophie und Theologie angesiedelt?

»Das Böse« ist kein medizinischer Begriff und auch kein psychiatrischer. Die Forensische Psychiatrie wie auch andere forensische Wissenschaften, sei es die Kriminologie oder die Rechtsmedizin, befassen sich mit einem bestimmten Teil des »Bösen«, nämlich mit jenen Erscheinungsformen menschlicher Destruktivität, die als Straftaten Gegenstand rechtsstaatlicher Sanktionen sind. »Das »Böse« geht aber darüber weit hinaus. Es ist Bestandteil der Menschheitsgeschichte seit jeher. Die monotheistischen Religionen setzen sich intensiv mit dem Bösen auseinander. Man denke nur an das Motiv der Kreuzigung Christi. Wenn man vor einem der vielen altmeisterlichen Gemälde mit jenem Motiv steht, erblickt man eine Folter- und Hinrichtungsszene. Der Mensch leidet, und er leidet vor allem an sich selbst bzw. am anderen Menschen, der ihm Übel zufügt. Wir verbinden den Begriff des Bösen explizit mit Schädigungen, die uns durch Menschen zugefügt werden. Niemand käme auf die Idee, einen Vulkan oder einen Tsunami als »böse« zu bezeichnen. Naturkatastrophen verursachen schreckliche Not und großes Leid, sind aber jenseits moralischer Bewertungen angesiedelt.

Was »böse« im Sinne von »kriminell« ist, was verboten ist, unterscheidet sich von Gesellschaft zu Gesellschaft, von Zeit zu Zeit, auch von Kultur zu Kultur. Ehebruch ist in bestimmten islamischen Ländern eine Straftat, bei uns nicht. Einvernehmliche homosexuelle Handlungen unter Erwachsenen sind bei uns seit 1973 erlaubt, 1994 wurde der § 175 StGB gänzlich abgeschafft. In anderen Ländern ist sie strafbewährt oder wird gar mit Todesstrafe geahndet. Das Züchtigen von Kindern galt vor 40 Jahren noch als völlig übliche Erziehungsmethode, heute haben Kinder ein Anrecht auf eine gewaltfreie Erziehung. Was also gut ist, was böse, was für die kindliche Entwicklung förderlich und was schädlich, unterliegt immer einem komplexen kulturellen Zivilisationsprozess. Das Töten von Menschen ist verboten. Eigentlich. Im Krieg oder bei der Bekämpfung von Terror gelten komplizierte andere Regeln.

Um böse zu handeln, muss man nicht einmal gänzlich böse sein. Und um gänzlich böse zu sein, muss man nicht einmal außergewöhnlich sein. Womöglich resultiert gerade aus dem Mittelmaß eine besondere Energie, die sich zugunsten eigener eitler Ziele destruktiv nutzen lässt.

Gerade die nationalsozialistische Geschichte Deutschlands hat eindeutig gezeigt, dass im Grunde so gut wie jeder von uns anfällig oder fähig ist, Böses zu tun. Es kommt auf die Ideologie an, der man folgt, auf die Werte, nach denen man seinen eigenen Selbstwert ausrichtet, auf die Art und Weise, womit die Begriffe »Verantwortung« und »Pflichtgefühl« gefüllt werden. Und es kommt sicher auf die Qualität der ganz frühen menschlichen Bindungserfahrung an, die unser Leben in der Welt und unser Verhältnis zum anderen Menschen grundlegend bestimmt. Manchmal fühle ich mich bei der Frage, wie es denn zu erklären ist, dass Menschen Böses tun, deswegen peinlich berührt, weil ich das Gefühl habe, die Frage sei doch eigentlich nur unter Ausblendung des historischen Wissens in Deutschland zu stellen.

Die österreichische Schriftstellerin Marie von Ebner-Eschenbach (1830–1916), die vor allem durch ihre treffenden Aphorismen bekannt ist, hat einmal bemerkt: »Es würde viel weniger Böses auf Erden geben, wenn das Böse niemals im Namen des Guten getan werden könnte.« Das gilt für die politisch und religiös begründeten Verbrechen ebenso wie letztlich für individuelle Straftaten, die sich Täter oftmals auch passend reden, um sich innere Erlaubnisstrategien zu geben, kriminell zu handeln. Aber wir alle geben uns jeden Tat letztlich Erlaubnisstrategien, hinter dem möglichen Guten zurückzubleiben, nur dass die Folgen weniger dramatisch sind.

Dass man sich heute fragt, wie es sein kann, dass ein Mann ein kleines Kind am Feldweg überfällt und umbringt, während doch nur wenige Jahrzehnte zuvor Familienväter in großer Zahl kleine Kinder vor den Augen ihrer Mutter bestialisch getötet haben, macht mich immer wieder beklommen. Ideologien bestimmen Werte und Moral. Und wenn Ideologien Werte pervertieren, also in ihr destruktives Gegenteil verkehren, dann pervertieren auch Pflichtgefühl, Verantwortungsbewusstsein, Selbstüberwindung. Der Einzeltäter heute handelt außerhalb einer solchen mörderischen Ideologie, und vielleicht befördert dies gerade die Frage nach dem Warum. Eine wirkliche Antwort auf diese Frage kann aber die Psychiatrie auch nicht geben. Die Frage nach dem Warum verweist auf die übergeordnete Sinnfrage von Leid in der Welt und geht wiederum weit über die medizinische Kompetenz hinaus. Warum müssen wir Menschen leiden? Warum in jener Form, in der andere Menschen Leid über Menschen bringen? Es sind letztlich theologische bzw. weltanschauliche Fragen. Tröstet uns eine Antwort auf das Warum?

Ich habe die geschilderten Fälle ausgewählt, weil sie zum einen repräsentativ sind für jene, die forensische Psychiater häufig zu begutachten haben, und weil sie in ihrer Art und Weise eben gerade nicht spektakulär sind. Bekannte Serienmörder wie Jeffrey Dahmer, der 1991 wegen Mordes in 15 Fällen in den USA zu lebenslanger Haft verurteilt wurde und wenige Jahre später im Gefängnis von einem psychotischen Mithäftling erschlagen wurde, oder Joachim Kroll, der als »Menschenfresser von Duisburg« in die Kriminalgeschichte einging, sind letztlich ungewöhnliche Ausnahmen. Sie sagen einem im Grunde viel weniger über das »Böse« im Menschen, weil sie an den Rändern menschlicher Extreme spielen. Tamm, Brux und Haveler, die alle ihre Frauen töteten, sind nicht die klassischen Kriminellen. Sie kamen aus geordneten Verhältnissen, hatten bis zur Tat einen unauffälligen Lebenslauf, waren sicher keine Männer, die sich selbst als kriminell oder gewalttätig bezeichnet hätten, und die es vorher auch nicht waren. Sie sind im Grunde jene, die meine These illustrieren, jeder könne zum Mörder werden. Es kommt nur auf die individuellen Umstände, die individuelle Schwelle, den individuellen Trigger an – oder eben auf die entsprechende totalitäre Ideologie. Auch Carola Fussmann und Hajo Schnittge waren keine Kriminellen und haben doch getötet. Bernd Zietenbach war eitel und kaltblütig. Aber eine letzte Antwort darauf, warum er für seine Eitelkeit Menschen tötete und viele andere, nicht minder eitle Zeitgenossen niemals so weit gehen würden, gibt es letztlich nicht. An den Werdegängen von Benno Hakke und Ralf Kosselbach hingegen lässt sich deutlich zeigen, dass diese Menschen, lange bevor sie zu Tätern wurden, selbst Opfer waren. Mit Menschen wie ihnen habe ich besonders häufig zu tun. Eine fürchterliche Kindheit ist keine Entschuldigung für einen Mord oder eine Vergewaltigung. Den Opfern nützt das gar nichts, für sie ist es völlig irrelevant. Auch kann eine traumatisierende Kindheit für die Täter selbst nicht als Entschuldigung herhalten, denn wenn es so wäre, würde sich daraus ja auch legitimieren lassen, so weiterzumachen wie bisher. Die Kindheit lässt sich nicht korrigieren und die Zeit nicht zurückdrehen. Es lässt sich nur das eigene Verhalten in der Zukunft beeinflussen, wenn man dies ernsthaft will. Der Weg ist steinig und schwer genug. Ein Blick zurück auf die Bedingungen, unter denen ein Kind aufwuchs, und wie es die Welt und die Menschen in seiner Umgebung erfahren hat, zeigt sehr deutlich, dass schwere Persönlichkeitsfehlentwicklungen selten aus dem Nichts heraus entstehen. Die Kindheit kann erklären, sie entschuldigt aber nicht. Im Rechtssystem wird darauf dennoch begründet Rücksicht genommen, indem mit dem vierten Eingangskriterium zur Schuldfähigkeitsprüfung, der sogenannten »schweren anderen seelischen Abartigkeit«, eine Möglichkeit eingeräumt wird, bei besonders schwerwiegenden Fehlentwicklungen der Persönlichkeit schuldmindernde Gründe anzuerkennen und denjenigen statt in eine Haftanstalt in die therapeutische Einrichtung der Forensischen Psychiatrie einzuweisen.

Völlig falsch wäre es aber, Gefährlichkeit, Kriminalität und psychische Störung gleichzusetzen.

Wenn wir einmal von den klassischen »ver-rückten« Gründen der Gewalttätigkeit absehen, dann bleiben zwei ganz wesentliche Quellen für Gewalttätigkeit übrig: Selbstwert-Stabilisierung und mangelhafte Impulskontrolle. Der erste Grund ist eher ein psychologischer, der zweite eher ein neurophysiologischer. Ich komme noch einmal auf Marie von Ebner-Eschenbach zurück und will Ihnen einen für mich zentralen Satz von ihr zitieren: »Die meisten Menschen brauchen mehr Liebe, als sie verdienen.« Diese Haltung ist für mich ein Schlüssel im Umgang mit dem durch Menschen verursachten Leid. Nicht, weil es für mich darauf ankäme, allen Menschen mit trotzig behaupteter Naivität zu begegnen, sondern weil für mich in dem Satz das Wissen um die Verletzlichkeit des Menschen als Quelle seines üblen Handelns zusammengefasst wird.

Aber vielleicht ist die Frage heute aus anderen Gründen genauso wichtig und richtig, gerade weil wir hier in einer Zeit und Gesellschaft leben, die sich im Grunde einen breiten Common Sense zur Ächtung von Gewalt erarbeitet hat. Erziehung läuft im Großen und Ganzen heute sicher gewaltfreier ab, als es noch in den 60er- und 70er-Jahren der Fall war, von der ersten Hälfte des 20. Jahrhunderts ganz zu schweigen. Das gesellschaftliche Bewusstsein für die Diskriminierung von verschiedenen Gruppen ist sehr viel sensibler geworden, und wir leben in einer Zeit, die das unglaublich große Glück hat, von Kriegen befreit zu sein. Für uns ist Gewalt ganz primär individuell verübte Gewalt. Es ist kaum zu glauben, aber in den 60er- und 70er-Jahren wurden viel mehr Kinder Opfer von sexuell motivierten Tötungsdelikten, und dennoch reagieren wir erst heute gesellschaftlich und kriminalpolitisch sehr vehement auf diese schrecklichen Delikte. Unsere Reaktion auf bestimmte Formen von Gewalt hängt nicht von der Häufigkeit des Deliktes ab, sondern von der gesellschaftlichen Ächtung.

Das Bewusstsein für die faktische Existenz, die Schädlichkeit, das Unrecht sexueller Gewalt ist heutzutage sehr viel stärker vorhanden. Einem Opfer sexueller Gewalt die eigene Schuld für das Verbrechen zuzuschreiben ist gegenwärtig sicher ein zuverlässiger Weg, sich völlig zu disqualifizieren. Es scheint allerdings so zu sein, dass gerade aus der gesellschaftlich geringeren Akzeptanz von Gewalt ein verstärktes Interesse an ihr hervorgeht. Anders wäre es kaum zu erklären, dass die einschlägige Berichterstattung trotz faktisch gesunkener Anlasszahlen um das Zig-Hundertfache angestiegen ist. Dadurch ergibt sich natürlich auch ein subjektiv anderes Bedrohungserleben, obwohl die Zahlen eine andere Sprache sprechen. Gerade auch die Missbrauchsskandale in Heimen der 70er- und 80er-Jahre, die jetzt erst ans Licht traten, zeigen, dass nicht die Delikte an sich häufiger geworden sind – sie gab es immer und zu allen Zeiten. Sondern der gesellschaftliche Boden für die Enttabuisierung, für die Opfer, sich und ihrem Recht eine Stimme zu geben, ist besser bereitet. Das alles sind zivilisatorische Fortschritte. Trotzdem sollten wir uns nicht zu sehr darüber hinwegtäuschen, dass die Rahmenbedingungen, in denen wir leben, maßgeblich zu unserem kollektiven moralischen

Bewusstsein beitragen und wir von uns das Selbstbild pflegen können, wir seien allenfalls dazu in der Lage, eine Ordnungswidrigkeit zu begehen, aber kein Verbrechen.

Wenn ich Autoaufkleber sehe mit der Aufschrift »Stoppt Tierversuche – nehmt Kinderschänder«, dann scheint mir unser zivilisatorisches Niveau an einigen Stellen etwas ausgedünnt. Es ist befremdlich, dass in einem Land, in dem vor nicht einmal drei Generationen sogenannte medizinische Versuche an Menschen vorgenommen wurden, derlei keinen Aufschrei erzeugt. Damit sage ich keinesfalls, dass ich sexuelle Missbrauchsdelikte bagatellisiere, beschönige, geschweige denn gutheiße. Dass Kindesmissbrauch strafbar ist, hat seinen guten Grund.

Mir geht es aber um das Bewusstsein dafür, dass wir verantwortlich sind für unser Handeln – es sei denn, schwere psychische Krankheiten, gravierende Abweichungen der intellektuellen Leistungsfähigkeit oder Fehlentwicklungen der Persönlichkeit führen nachweislich zu einer Beeinträchtigung der Schuldfähigkeit. Das ist die Errungenschaft des sogenannten zweispurigen Strafrechts, welches zwischen Strafe für Tatschuld und Therapie (und Sicherung) im Falle der Schuldunfähigkeit unterscheidet. Wir sind also im Regelfall auch verantwortlich dafür, welchen Verführungen, Neigungen und Werten wir nachrennen. Wir sind aber nicht verantwortlich dafür, wer wir wirklich sind. Und wie schwer es ist, genau mit diesem Umstand umzugehen, dass wir so sind, wie wir sind, zeigt der immense Erfolg bestimmter Wirtschaftszweige, die darauf abzielen, uns vorzugaukeln, wir würden besser, schöner, vollständiger, als wir sind. Die großen Religionen verweisen im Grunde mit ihrer Bildersprache genau auf jenen Umstand, dass jeder Mensch so in der Welt gemeint ist, wie er ist. Das berechtigt keinesfalls zum bösen Handeln, spricht aber jenem, der Böses tut, sein Mensch-Sein nicht ab.

Böse Taten werden von Menschen aus ganz unterschiedlichen Motiven heraus begangen. Dabei neigen wir selbst dazu, Motive unterschiedlich zu bewerten. So fällt mir in Gesprächen mit anderen Menschen außerhalb meines Fachbereiches auf, dass Tötungsdelikte aus Eifersucht bzw. aus Liebesleid heraus menschlich auf mehr Nachsicht stoßen als solche, die aus Habgier geschehen. Das liegt sicher nicht zuletzt daran, dass wir selbst uns leichter tun, uns mit dem Schmerz zurückgewiesener Liebe zu identifizieren, als uns selbst Gier und Geltungssucht zu attestieren. Mord aus Habgier und Eitelkeit steht mit dem Sexualmord auf den untersten Stufen der öffentlichen Beurteilungsskala, darunter kommen nur noch schwere Sexualdelikte an Kindern. Folglich spielen auch das Alter und das Ausmaß der Autonomie des Opfers eine Rolle bei der moralischen Bewertung von Gewalttaten. Alte Menschen und Kinder haben am meisten Mitgefühl. Bei besonders erfolgreichen Menschen kommt schon mehr Ambivalenz in die Diskussion. Da ist es eher die Frage, inwiefern die Person als öffentliche Identifikationsfigur taugt oder Prominentenstatus besitzt. Wird der Rentnerin am Geldautomaten im Bruchteil einer Sekunde die Handtasche entrissen, ist die Empörung sehr viel größer, als wenn die reiche Gattin eines Bankvorstandes von Berufskriminellen in ihrer Villa geknebelt und gefesselt in den Keller gesperrt wird, wo sie womöglich eine ganze Nacht lang ohne Zugang zu Wasser und WC ausharren muss, bis sie irgendwann gefunden wird. »Wer so reich ist, muss sich nicht wundern, wenn ihm das passiert«, heißt es häufig. »Was hat die auch so viel Geld«, hörte ich kürzlich. In einer gesellschaftspolitisch brisanten Zeit mit dem Auseinanderdriften der sozialen Verhältnisse und dem Abschmelzen der Mittelschicht werden solche Ansichten zunehmend gebilligt. Mir ist allerdings bisher noch kein wirklicher Robin Hood der Kriminalität untergekommen. Gerade jene Personen, die mit großer krimineller Energie und mitunter beträchtlichem Geschick hohe Summen erbeuten, gehen damit wohl kaum zur Stadtverwaltung mit den Worten: »Hier haben Sie das nötige Geld für die neue Kindertagesstätte.« Auch sie verwenden die Beute für einen flotten hedonistischen Lebenswandel. Folglich weicht an solchen Stellen unser Unrechtsbewusstsein etwas auf. Die Frage ist also nicht immer nur, welche Tat böse ist, sondern offenbar hängt der Grad des Bösen mit davon ab, wem sie geschieht. Mit dem kategorischen Imperativ von Kant hat das wohl wenig zu tun. Vielmehr nähern wir uns damit bedenklich an die relative und sehr flexible Moral dissozialer Menschen an, die die Verantwortung für eigenes Handeln häufig bravourös auf andere abschieben. Fragt man einen Menschen mit einer dissozial-kriminellen Persönlichkeitsentwicklung, warum er irgendwo in ein Haus eingestiegen ist, dann sagt er: »Weil das Fenster dort offen stand.« Oder im Falle eines Diebstahls antwortet er: »Das Handy lag doch da.« Ich erinnere mich in solchen Fällen aber an meine Jugendzeit, wo es üblich war, Vergewaltigungsopfern zu hübsches Aussehen zu attestieren und die Schuld des Täters in die Rocklänge des Opfers einzunähen. Der grundsätzliche Denkansatz, dem Opfer die Mitschuld für sein Opfersein zu geben, ist auf viele Deliktbereiche erweiterbar und nicht unproblematisch. Ich fand kürzlich eine – aus heutiger Sicht wohl

eher auf amüsiertes Befremden stoßende – Literatur-
stelle aus einer Fachzeitschrift für Kriminalistik von
1951. Dort publizierte ein Herr Kreuzhage: »... bei keinem anderen Delikt kann man so häufig feststellen wie
gerade bei einem Sittlichkeitsdelikt, dass auch das Opfer
ein gut Teil Schuld trifft. Hier bewahrheitet sich die alte
kriminalistische Erfahrungstatsache, dass das Opfer einer
Straftat in vielen Fällen die Causa für die Tat setzt ...«[5]
Der Autor beschreibt dann in denn blumigsten Worten
das Aussehen jener gefährdeten jungen Mädchen, und
man kommt nicht umhin, den Kopf zu schütteln. Das
klare Signal von Politik und Gesellschaft ist heute, dass
man nicht gewillt ist, einschlägige Deliktrückfälle hinzu-
nehmen, und ich halte die Ächtung von Gewalttaten für
einen großen gesellschaftlichen Fortschritt. Allerdings
sind wir auch heute, 60 Jahre später, von der Logik des
Herrn Kreuzhage und der Verantwortungsverschiebung
in Richtung Opfer nicht so weit entfernt, wie wir es gerne
von uns annähmen.

Besonders böse ist in diesem Zusammenhang das Phänomen, das in einigen Studien zu der Verbreitung von
sogenannten Vergewaltigungsmythen beschrieben wird,
nämlich, dass eine attraktivere Frau für einen Vergewaltiger ein besseres Opfer sei, folglich also ein eher äußerlich
weniger hübsches Opfer den Täter wohl ganz besonders
zu seiner Tat provoziert haben müsse. Die Bankiersgattin
mit dem Knebel im Mund und der eingenässten Kleidung
im Keller ist von dem hässlichen Vergewaltigungsopfer
hier nicht ganz so weit entfernt. Ist das fair? Sind wir in
unseren Gefühlen gerecht? Sind wir in unseren Normen

5 H. Kreuzhage, »Sexualverbrechen – einmal anders betrachtet«, Kriminalistik 5, Bl. 75–77 (1951).

und Werten nicht manchmal viel näher am Denken der Täter dran, als uns lieb ist? Von Gewalttätern höre ich sehr häufig, dass das Opfer, das sie krankenhausreif geschlagen haben, sie »provoziert« habe. Ich frage dann gelegentlich nach, ob das nicht ungerecht ist, dass jetzt nur der Täter in U-Haft sitzt und man das Opfer nicht auch gleich mit angeklagt habe. Unser Bild vom »guten Opfer« ist das des völlig aggressionsfreien, wehrlosen, auf ganzer Linie unterlegenen Objektes.

Für das Prinzip des Lebendigen als höchstes schützenswertes Gut sind solche Überlegungen völlig nutzlos.

Das Böse besteht für mich persönlich in jenem Denken und Handeln, das dem Prinzip des Lebendigen zuwiderläuft. Alles, was Wachstum und Entwicklung behindert, abschneidet, zerstört oder pervertiert. Deswegen nennen wir in der Alltagssprache zum Beispiel auch Krebserkrankungen bösartig, weil sie zwar wuchern und wachsen, aber mit ihrem Wucherprozess das Leben der betroffenen Person bedrohen und allmählich auszehren. Zerstörung und Gewalt sind immer auch Ausdruck eigener lebensfeindlicher Erfahrungen. Kinder, deren Eltern sich so gut wie gar nicht um sie kümmern, wachsen in einer lebensfeindlichen Umgebung auf. Denn Kinder brauchen Zuwendung, Förderung, Anregung, aber auch Begrenzung, Struktur, konsequente Rückmeldung. Einen Menschen, der an einer Schizophrenie erkrankt, ereilt ein ernst zu nehmendes Schicksal. Er verdient Hilfe und Unterstützung, sodass wir uns bei schweren Gewaltstraftaten, die durch diese Patienten verübt werden, immer auch fragen müssen, wo unser Hilfe- und Rechtssystem im konkreten Einzelfall versagt haben könnte. Das ist ein weites Feld, das hier an dieser Stelle nicht gebührend dargestellt werden kann.

Ich halte es aber ebenso für eine fatale Fehlentwicklung, wenn die normative Verantwortung für Straftaten vom Täter immer weiter weg auf die Gesellschaft verschoben wird. Zunächst einmal ist ein Mensch verantwortlich für das, was er tut. Er wird in unserer Gesellschaft mit 18 Jahren als volljährig betrachtet und kann sehr entscheidend politisch mitwirken. Wer Rechte hat, hat auch Verantwortung. Aber eine sinnvolle Kriminalpolitik, die Menschenwürde und Rückfallprävention miteinander vereinen will, kommt um eine therapeutische Grundhaltung nicht herum.

Ich wende mich konsequent gegen die Dämonisierung und Ent-Humanisierung von Menschen, die ohne Zweifel schwere Delikte begangen und andere Menschen nachhaltig geschädigt haben. Ich habe noch nie einem Monster gegenübergesessen, sondern alle Menschen haben sehr viel mehr gemeinsam, als uns trennt. Natürlich gibt es den ein oder anderen Probanden, der im Kontakt nicht einfach ist und der die eigene Geduld zuweilen deutlich auf die Probe stellt. Mit dem bösen Tun bleibt der Täter hinter seinen eigenen menschlichen Möglichkeiten zurück.

Motive und Zusammenhänge zu erkennen heißt noch lange nicht, Taten zu entschuldigen, zu bagatellisieren, gar gutzuheißen oder als zwingend notwendige Konsequenz einer fatalen Fehlentwicklung darzustellen. Längst nicht jeder, der eitel ist, entschließt sich, Senioren für die Finanzierung seiner Bedürfnisse umzubringen. Nicht jede junge Mutter, die sich der grenzenlosen Freude ihrer Eltern über Nachwuchs nicht sicher sein kann, kommt auf die Idee, ihre Neugeborenen unversorgt zu lassen. Von den abertausend Scheidungen pro Jahr verlaufen die allermeisten letztlich mehr oder minder zivil, nur die wenigsten Menschen töten ihren Lebenspartner. Aber wenn wir Zusammenhänge besser verstehen, Fehlentwicklungen bei Menschen früher und zuverlässiger erkennen und die Risikoprofile und Ressourcen von Menschen besser diagnostizieren können, vermögen die Psychiatrie und Psychotherapie einer am Ideal der gewaltarmen Gesellschaft orientierten Gemeinschaft mehr zu dienen.

All das ist nicht zum Nulltarif zu haben. Psychosoziale Hilfesysteme kosten Geld, nicht weil die Menschen in solchen Hilfesystemen viel verdienen, sondern weil effektive Hilfesysteme dieser Art zwangsläufig personalintensiv sind. Psychosoziale Hilfesysteme müssen viel früher ansetzen, als sie es heute tun. Wir verwenden heute sehr viel Geld (und immer noch zu wenig) auf die Phase im Leben eines Menschen, in dem das Kind schon in den Brunnen gefallen ist. Psychosoziale Hilfen müssen konsequent in der Kindheit greifen, und zwar in der frühen Kindheit, dann, wenn sich die Grundlagen für Persönlichkeit und Temperament entwickeln, wenn unser Vertrauen in mitmenschliche Bindung und Beziehung reift – oder zerstört wird. Destruktives Handeln ist dem Menschen als Möglichkeit eigen. Das werden wir nicht verändern, weil wir den Menschen als solches nicht verändern. Wir sind so. Und gerade weil wir so sind, weil wir aus diesem Holz geschnitzt sind und uns nur in feinlinigen Maserungen unterscheiden, müssen wir in der Lage sein, auch in jenen, die abscheuliche Taten begangen haben, den Menschen zu erkennen – und damit folglich uns selbst.

Im Angesicht des Verbrechens

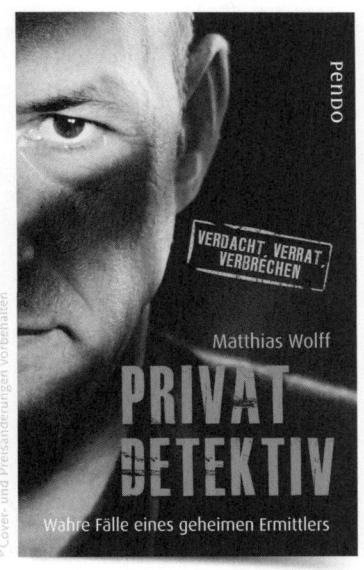

*Cover- und Preisänderungen vorbehalten

VERDACHT. VERRAT.
VERBRECHEN

Matthias Wolff

PRIVAT
DETEKTIV

Wahre Fälle eines geheimen Ermittlers

PENDO

Matthias Wolff
Privatdetektiv
Wahre Fälle eines
geheimen Ermittlers

Pendo, 240 Seiten
€ 12,99 [D], € 13,40 [A], sFr 19,50*
ISBN 978-3-86612-336-6

Wenn Angehörige spurlos verschwinden, Existenzen vernichtet werden und alles ausweglos erscheint, bitten verzweifelte
Menschen Matthias Wolff um Hilfe. Der Detektiv riskiert
alles, um seinen Auftraggebern Gewissheit zu verschaffen.
Modernste Profiler-Techniken gehören dabei ebenso zu seinem Repertoire wie durchwachte Nächte auf dem Observa-
tionsposten. Der studierte Kriminalist gibt spannende Einblicke in seine Arbeit als Privatdetektiv und verrät, wie man
Lügner entlarvt.

PENDO